MODER NATURS LÄKANDE KRAFT

Yogacharya Shri Anmol Yadav

Innehållsförteckning

Förord

Kära läsare

Den här boken är min egen berättelse. Jag har lärt mig mycket av mina livserfarenheter. Erfarenhetsområdena är rätt mat, ayurveda, naturmedicin, andlighet och gudomlig kunskap. Vilken kunskap jag än har skaffat mig idag är källan till den min sjukdom på två år. Om jag inte hade lidit dessa två år skulle jag ha förblivit orörd av denna kunskap. Innan 2018 var jag helt frisk. Led av sjukdomar från april 2018 till januari 2020. Jag är helt frisk från februari 2020 till idag augusti 2022. Från februari 2020 till idag, av Guds nåd, har jag inte ätit ett enda medicinpiller. Jag har full tilltro till att oavsett hur många år jag lever så kommer jag aldrig bli sjuk för det året. Detta är möjligt endast genom kunskap. Jag ska bara dela denna kunskap med er alla. Så följ med mig på denna resa där jag ska berätta hur jag blev sjuk. Under två år visste jag inte hur många mediciner jag tog och besökte otaliga läkare. Från och med år 2020 i februari började jag göra förändringar i min kost, mestadels naturlig mat, vilket gjorde slut på alla mina sjukdomar. Detta är inte ett mirakel utan en komplett vetenskap. Kunskapen du får efter att ha läst den här boken är huvudsakligen följande. Hur gas bildas i kroppen och vad man ska göra så att det inte bildas gas i kroppen alls. Varför bildas surhet? Dess fullständiga botemedel genom mat. Vad som orsakar förstoppning och dess behandling. 90% av världens sjukdomar uppstår på grund av dessa tre orsaker, om du botar dem, så kommer resten av sjukdomarna att botas automatiskt. Jag har delat upp den här boken i tre delar. Den första delen är min livshistoria. I det här avsnittet hittar du information om både sjukdomen och dess behandling. Den andra delen är av Ayurveda där vi har definierat Ayurveda på ett enkelt språk. Den tredje delen är Andlighet och Bhagavad Gita genom vilken du kommer att kunna bota din subtila kropp, dvs sinnet. Efter att ha fått kunskapen om Gud kommer du att kunna känna till det rätta sättet att leva livet.

Kapitel 1 - Under sjukdomen

Obalans i tarmmikrober

Det här är från januari 2018. Jag har tandvärk. Jag går till ett civilt sjukhus. Läkaren ger mig några mediciner, inklusive ett antibiotikum. Min tandvärk botas genom att ta dessa mediciner. Det finns ett problem med antibiotika. Detta skapar en obalans i våra tarmmikrober. När vi använder antibiotika dör många bra bakterier från magen. Vi kallar denna process Gut Microbes Imbalance. Detta försvagar matsmältningskraften i magen.

Biverkningar av att äta vitlök

Den riktiga historien börjar i april 2018. En kväll kände jag mig hungrig. Det fanns några gram i kontorets skafferi, som jag konsumerade. Min matsmältningskraft var redan svag och efter att ha konsumerat gram kände jag oro och lätt smärta i magen nästa dag. Jag går till en läkare och tar några mediciner, men jag får ingen lättnad. Efter det äter jag en vitlöksklyfta på kvällen. Dagen efter efter att ha ätit vitlök känner jag värme i magen och gasen slutar helt att komma ut ur magen. Jag kunde med andra ord inte ta ut gasen som gjordes i magen. Du kan förstå vad som kommer att vara tillståndet för en person som har gaser i magen men om han inte kan ta bort gasen. Efter det åkte jag till ett civilt sjukhus. Därifrån tog några mediciner som läkaren gav. Efter att ha tagit de medicinerna minskade värmen i magen lite, men jag kunde fortfarande inte ta bort gasen som hade bildats i magen. Efter det gick jag till en privat gastroenterolog (läkare 1) dvs magläkare. Efter alla kliniska tester gavs en del mediciner. Även efter att ha tagit dessa mediciner förblev mina problem desamma.

Biverkningar av Clarithromycin Antibiotikum

Det är en fråga om augusti 2020, det var regnperioden på den tiden. Ända sedan regnet började, när jag brukade vakna på morgonen, brukade jag börja få sura i magen. Jag brukade göra syra, det är känt idag, men på den tiden kunde jag inte förstå vad som hände i magen. Fram till dess fanns det ingen information om vad surhet är. Idag, med den kunskap jag har fått om gaser, surhet, förstoppning och allmän hälsa, kommer jag att förbli frisk under hela mitt liv. Sjukdom är helt enkelt brist på information och inget annat.

Surhet skapades bara lite och jag brukade förbli frisk hela dagen, så jag besökte ingen läkare. Efter några dagar började surheten ta en fruktansvärd form. Den 15 augusti 2020 gick jag till en privat gastroenterolog (läkare 2) på kvällen. Den dagen gav han ingen medicin och sa att din endoskopi kommer att göras imorgon och efter det kommer medicinen att ges efter att ha sett rapporten. Endoskopi gjordes nästa dag och Gastrit H. Pylori Infektion kom i rapporten. Läkaren gav mediciner i 15 dagar. Ser ingen lättnad från dessa mediciner, efter 15 dagar igen gick till doktorn. Den här gången skrev läkaren ut H Pylori-kit där huvudläkemedlen var klaritromycin, amoxicillin och pantoprazol. Efter att ha tagit dessa mediciner blev mitt tillstånd värre inom två dagar. När jag gick till läkaren igen sa läkaren att om infektionen av H Pylori ska få ett slut så måste kuren med dessa mediciner avslutas. Började ta mediciner igen, den här gången kunde jag ta mediciner i fyra dagar. Men den här gången, efter att ha konsumerat dessa mediciner, började olika problem. Jag höll på att komma utom kontroll, min kropp blev varm och mitt hjärtslag blev också onormalt. Det var första gången jag upplevde något sådant i hela mitt liv. Smärta kan tolereras, men om en person inte har kontroll över sig själv, då talar sinnet om vart han ska springa. Den kvällen verkade det som om min sista tid var nära. Jag gick och satte mig i ett hörn av terrassen och gick högt för att ta Guds namn. Jag vet inte vad kraften var i Guds namn, men inom de närmaste minuterna var det helt lugnt. Min ångest var borta. Jag var helt i min kontroll. Ovanstående symtom som jag kände var en biverkning av ett antibiotikum som heter Clarithromycin.

Effekter av Clarithromycin Antibiotikum på sköldkörteln

Ovanstående symtom som jag kände, en del av det fanns fortfarande kvar i min kropp. Inom fyra dagar var min kropp helt torr. Alla ben var synliga. Jag blev rädd. Jag hade fått veta att det hade hänt stora förändringar i min kropp, som fortsatte att förändras ytterligare. Efter det åker jag till det största sjukhuset i min stad. Jag är inlagd på sjukhuset och alla mina tester är gjorda. I utredningen gjordes främst datortomografi, MR av buken, ultraljud, röntgen och alla blodprover. Alla rapporter var normala under hela utredningen. Endast TSH-nivån ökade. Läkaren gav mig ett läkemedel som heter Thyronorm, och instruerade att denna medicin inte skulle stoppas för livet.

Bra och dåliga effekter av mjölk

För att ge en lucka till min historia, skulle jag vilja diskutera om mjölk, efter det igen kommer vi att fortsätta med vår historia. Från år 2000 till år 2010 åt jag inte mjölk. Under den här tiden var min kropp smal, smidig, alltid energisk och full av positivitet. Började dricka mjölk från år 2010 och det fortsatte till februari 2020. Från år 2010 till 2017 fick jag bara bra resultat av mjölk. Under detta hade min vikt ökat i balanserad mängd genom att dricka mjölk. Att dricka mjölk fick mig att känna mig pigg och glad hela dagen. Dagen då jag inte drack mjölk brukade jag känna mindre energi och mindre glad i kroppen. På grund av dessa egenskaper hos mjölk hade jag blivit beroende av att dricka mjölk. Dessa var några av mjölkens goda egenskaper.

Dagarna då Acidity startade i augusti 2018. Då brukade jag också konsumera mjölk. Den främsta orsaken till att surhet bildades här var regn och konsumtionsmjölk. Jag visste inte vid den tiden att huvudorsaken till bildandet av surhet är intaget av mjölk under regnperioden. Jag var inte medveten om att det som händer i min kropp är surhet. Idag när jag har lärt känna kroppens hela mysterier kan jag mycket väl se de förflutna orsakerna. Om matsmältningskraften är svag producerar mjölk både gas och surhet. Så, utifrån den kunskap jag har skaffat mig, skulle jag säga att efter att ha blivit vuxna borde vi sluta dricka mjölk helt. Konsumtion av mjölk ökar vikten. Mjölk producerar både gas och surhet. Det är det viktigaste. Gas och surhet är grunden för 70 % av världens sjukdomar. Om vi eliminerar grundorsaken kan 70% av sjukdomarna försvinna från världen.

Vår kropp gör så mycket kolesterol som vår kropp behöver. Det finns i princip två källor till kolesterol i vår kropp. Den första källan är vår kropp, vår kropp själv gör kolesterol enligt kravet. Den andra baskällan är animaliska produkter, som huvudsakligen består av mjölk och kött. Kolesterolet ökar först när vi får i oss mer kolesterol utifrån. Om mjölk och kött stoppas, kommer det ökade kolesterolet att komma under kontroll. Med mjölk menar jag här alla produkter gjorda av mjölk som mjölk, ghee, smör, ostmassa, vassle, paneer, alla godis gjorda av mjölk.

Gå upp vid midnatt och ät

I november, december 2018, gick jag igenom ett konstigt problem. När jag sov på natten kom ljudet av något ljud från min mage. Jag höll på att somna. Jag brukade vara vaken till morgonen. Två nya problem som röstkvalitet och sömnlöshet lades till. Ljudet av dygd i magen brukade komma efter fyra timmars mat. Under alla dessa problem hade min vikt också minskat mycket. För att bli av med dygdproblemet gick jag upp mitt i natten och började äta. Det ljudet var relaterat till en tom mage. Är det någon som gör det bra? Ge några problem.

Detaljerad diskussion om gas och surhet

Året 2018 har passerat. Mina problem fanns fortfarande kvar. Jag gick fortfarande på 2 till 3 mediciner, främst Thyronorm för TSH-kontroll, som skulle tas på tom mage så fort jag vaknade på morgonen, en annan medicin var för gas- och surhetskontroll, som skulle tas en halvtimme innan måltider. Tänkte konsultera en annan gastroenterolog (läkare 3) i januari 2019. Denna läkare var mycket känd. Deras konsultationsavgifter och andra tester var extremt höga. Det fanns en tanke i mitt sinne, arvodena för dessa läkare är så dyra, jag kanske kan bli botad av dem. När en person är upprörd tänker han med många olika knep. Jag hade en liknande situation. Efter läkarbesöket gjorde han även en koloskopi, och alla blodprover. Få några tester gjorda utanför kliniken, CT-skanning av mage och bröst, röntgen etc. Det var en viss lättnad från medicinerna som denna läkare gav. De droger han hade skrivit var främst Normaxin och Providac. Providac var i första hand en kapsel av en typ av goda bakterier. Dessa mediciner gjorde sig av med problemet med magegenskaper, men endast 30% nytta hittades i andra magproblem. Jag var helt beroende av droger. Om du inte tar mediciner blir problemen värre.

Misslyckat försök att sluta med sköldkörteldroger

Alla läkare var av samma åsikt angående medicinerna av Thyroid, att när detta piller väl har börjat, måste det ätas för livet. Jag kunde aldrig acceptera detta som läkarna sa. Mitt intellekt brukade säga att om en sjukdom har inträffat en gång i kroppen, så kan orsakerna till att sjukdomen har inträffat, om man arbetar med dessa orsaker, då den sjukdomen kan botas från roten. Jag förstår inte varför läkare säger att om sköldkörteln inträffar en gång så måste man ta ett piller för livet. För att vara ärlig, delvis det läkaren sa är sant. Men inte hela sanningen. När vi väl börjar ta sköldkörtelpiller, blir sköldkörtelpiller bara din fru. Jag menar att den här medicinen är så hemsk att du aldrig kommer att kunna sluta. Även du kommer att försöka men du kommer att misslyckas. Säg bara att förhållandet till det pillret har bildats, som inte kan lämna ens genom att försöka. Närhelst du släpper medicinen - då kommer denna medicin att skrämma dig. Låt oss veta hur skrämmande denna medicin är. Efter att ha lämnat detta piller kommer negativa symtom efter två dagar. Det första symptomet är nervositet, andra svettning över hela kroppen, tredje blodtrycket är högt, mår inte bra, sinnet är inte under kontroll. Sammantaget är denna medicin en labyrint. Det är väldigt svårt att ta sig ur den som är instängd en gång. Jag försökte sluta med sköldkörtelpiller ungefär fyra till fem gånger under två års sjukdom.

Men misslyckades varje gång. Varje gång jag misslyckas reser jag mig upp och försöker igen. Problemet med detta p-piller var att det måste tas direkt efter att ha gått upp ur sängen tidigt på morgonen. Nu är problemet med detta att du genom ett piller påminner dig själv om att du har en sådan och en sådan sjukdom. Min fråga är, anta att även om din TSH-nivå ligger inom det normala intervallet, kan du inte hoppa över detta piller. Så fort du släpper p-piller kommer ovan nämnda symtom att komma in i din kropp och din TSH-nivå kommer att stiga igen. Detta piller kontrollerar TSH-nivån men kroppen blir beroende av detta piller. Jag åt många mediciner ordinerade av läkare under min sjukdom, men det negativa beroendet som fanns i detta piller fanns inte i något annat. Jag kom ut ur labyrinten av denna medicin, vars förklaring kommer att finnas i nästa kapitel.

Flatulens problem

År 2019 börjar regnperioden och mina problem börjar bli värre. Jag funderar på att konsultera en annan läkare. Vid den här tiden tog jag totalt fyra mediciner. Dessa inkluderar Thyronorm, ett gaspiller före måltid, Providac och Normaxin. Trots att jag tog alla dessa mediciner var jag väldigt upprörd. Dessa problem inkluderar främst gasbildning och gassmärta, syrabildning och surhet på grund av smärta, nervositet, ingen livsnjutning, som om livet bara levs genom att trycka på, viktminskning, även om det inte är ett problem men det vet jag idag. Mina första tankar kring vikten var annorlunda, jag hade gått ner mycket i vikt som jag ville gå upp igen. Efter att ha haft sköldkörteln har min kropp blivit som en sandhög. Gör en hårt arbete och den andra sidan brukade kollapsa. Det vill säga ett försök att öka vikten å ena sidan och å andra sidan brukade vikten minska igen. På så sätt pågick också kampen kring vikten. Ett nytt problem föddes dessa dagar. På kvällen från ungefär klockan fyra till klockan sex brukade magen blåsa upp som en ballong. På grund av detta var det också svårt att andas.

Efter att ha sett alla dessa problem visades en ny gastroenterolog (magspecialistläkare) för läkaren. Den nya läkaren gjorde också alla sina undersökningar på nytt. De mediciner han skrev var nästan de mediciner som de tidigare läkarna skrivit ut. Den enda medicin som nyligen introducerades var en medicin mot gasbildning. Medicinen mot gasbildning fungerade bara i 9 till 10 dagar och återigen blev problemet detsamma. Efter att ha konsulterat fyra olika gastroenterologer (magspecialister) förstod jag en sak mycket väl. De hade använt det maximala antalet mediciner de hade. Nu fanns det inget kvar än det. Eftersom alla experter skrev ut samma typ av läkemedel genom att vrida dem.

Lutar mot homeopatibehandling

Efter att ha tagit maximal behandling i Allopati, var jag benägen till Homeopati. Tänkte att det här problemet kanske går att behandla inom Homeopati, med dessa tankar gick jag till den största Homeopatikliniken i stan. Efter att ha sett många frågor och rapporter, gav några mediciner. Efter att ha tagit dessa mediciner blev mina problem värre. Jag sköt upp denna behandling här.

En annan sak som var vanligt inom allopati var att ingen läkare hade pratat om mat förrän nu. Idag kommer det som en överraskning för mig att det finns en så stor metod där man inte pratar om mat.

Lutar mot ayurvedisk behandling

Hur hårt vi försöker återfå vår kropps hälsa. Men när vi har denna hälsa, då uppskattar vi det inte. Eftersom det är gratis. Vi vet också priset för den kärlek vi kämpar för att få. Ju tidigare vi vet detta, desto bättre för oss. Idag har jag tappat min hälsa och hittat den igen, jag vet dess värde. Jag har vetat priset och det är därför jag skriver den här boken. För mig är min kunskap det mest värdefulla i världen. Miljarder rupier och diamantjuveler kostar noll framför denna kunskap för mig.

Efter att ha tagit behandlingen med två typer av metoder, när ingen lösning kom ut, då tänkte jag ta behandling med den ayurvediska metoden. Nådde ett ayurvediskt sjukhus med alla mina rapporter. Efter att ha inspekterat alla rapporter där och efter några frågeformulär, skrev några ayurvediska mediciner. Det fanns en viss lättnad från dessa ayurvediska mediciner, men det var inte tillräckligt. Jag fortsatte med mediciner i flera månader med tanken att nu kanske dessa mediciner skulle fungera, men allt var förgäves. Idag när jag har avslutat studien av ayurveda ser jag att ayurvediska mediciner fanns i den behandlingen men ayurveda fanns inte där. Detta är anledningen till att Ayurveda släpar efter Allopati. Idag har jag fått veta att kunskapen om allopati är väldigt liten framför ayurveda. Nuförtiden behandlar en ayurvedisk läkare i linje med allopati. Ännu viktigare än ayurvediska läkemedel i ayurveda är reglerna för ayurveda, som vi måste följa. Jag minns min historia, läkaren gav mig bara mediciner, men pratade inte om principerna för Ayurveda, så hur kan jag få någon nytta av behandlingen. Det är därför jag säger att det fanns ayurvedisk medicin men det fanns ingen ayurveda. 2019 var också över med år 2018, och mina problem var desamma.

Kapitel 2 - Att ansluta till naturen

Byte av kontor

Härifrån skulle ett nytt kapitel läggas till i mitt liv. Den största förändringen i mitt liv höll på att ske. I november 2019 flyttades mitt kontor till en ny plats. Det här kontorets specialitet var att det hade två stora parker på vardera sidan. På grund av inte mycket arbete på kontoret började jag tillbringa det mesta av tiden i dessa parker. Efter lunch skulle jag gå till parken och lägga mig på marken där. Jag insåg en sak att min lunch var lättsmält. Jag hade förstått en sak att naturens inverkan är på vår kropp. Det påverkar våra sjukdomar. Nu brukade jag se mindre på kontoret och mer i parkerna. Två till tre månader hade gått för att göra detta.

Första användningen av naturlig mat

Det var en dag då jag bestämde mig för att varför inte göra en total förändring i kosten. Detta beslut handlade om att bara äta sallad hela dagen. Samma kväll köpte jag alla ingredienser till salladen och tog hem den. Jag kommer aldrig att glömma den där dagen den 5 februari 2020 som förändrade mitt liv och behöll det. Kära läsare, kom ihåg detta datum eftersom detta datum kommer att användas många gånger. På morgonen gick jag till kontoret efter att ha ätit bara sallad och tog bara sallad till lunch. Efter att ha nått kontoret, efter att ha slutfört några av mina uppgifter, gick jag till parken som vanligt. Idag verkade luften i parken så kall och väldoftande att jag inte kan skriva så mycket i ord. Efter att ha ätit sallad hela dagen, på kvällen, var jag utmattad, inte fysiskt utan med tungan. Fysiskt hade jag mer styrka än andra dagligen. Efter att ha blivit misshandlad av tungan tar jag hem lagad mat. Så totalt sett var jag glad att jag åtminstone kunde konvertera två måltider av tre måltider.

Första användningen av lavemang

Efter 4 till 5 dagar efter att ha börjat dieten köpte jag också lavemangskit. Gjorde det samma kväll som jag köpte det. Jag var väldigt sugen på att göra lavemang eftersom min mage inte var ordentligt rengjord på många månader. Därför hade jag stora förhoppningar från Enema att det skulle rensa magen helt. I den sista fasen av besvären hade jag förstått att om magen börjar städa ordentligt varje dag så kommer alla mina problem automatiskt att sluta. Under de första 7 dagarna gjordes lavemang både på morgonen och på kvällen och under de följande 7 dagarna endast vid en gång, dvs tidigt på morgonen. Därefter stoppades lavemanget när dess arbete avslutades. Lavemang rengör främst tjocktarmen. Efter att tjocktarmen har rensats, om ren mat äts, börjar magen att rengöras automatiskt. Jag skulle vilja dela några erfarenheter relaterade till Anima med er alla. Jag minns fortfarande kvällen när jag gjorde lavemanget för första gången, som om det hade kommit ut något gift ur kroppen. Inifrån kroppen kom ett svart kolliknande ämne ut inifrån avfallsmaterialet. Många månader av smuts kom ut idag. Och den här upplevelsen var så enorm för mig att jag delade den här saken med alla. Efter denna effekt av lavemang fanns det en fråga i mitt sinne att varför jag inte visste om lavemang tidigare.

Drick grön juice

Efter att ha gjort lavemang så brukade magen vara ren men det var ganska sent, jag ville att magen skulle vara klar tidigt på morgonen. För detta började jag ta grön juice så fort jag vaknade på morgonen. Den första gröna juicen var spenat och tomat. Den andra gröna juicen var från bitter kalebass. Antingen en av de två brukade konsumera juice. Magen blir klar efter en och en halv timme efter att ha tagit grön juice av spenat och tomat. Magen rensades först efter en halvtimmes intag av bitter kalebassjuice. Spenat- och tomatjuice är väldigt lätt att ta, och det smakar lite gott att dricka. Men att ta bitter kalebassjuice är lite svårt. Bitter kalebassjuice orsakar mild smärta i magen de första tre till fyra dagarna, så man bör inte få panik. Bitter kalebassjuice rengör magen väldigt bra, med andra ord, sugröret tar bort sugröret. Sjukdomen var inget annat än själva smutsen.

Hur man gör grön juice

Grön juice av spenat och tomat: - Ta ett halvt knippe spenat och en tomat. Tvätta båda noggrant. Skär den i små bitar och lägg den i mixern. Tillsätt 150 ml vatten och blanda det. Filtrera den genom en sil och drick den.

Grön juice av bitter kalebass: - Ta två eller tre medelstora bittra kalebasser. Skär den i små bitar och ta bort fröna. Lägg den i en mixer och tillsätt även 250 ml vatten. Filtrera det och drick det, och drick även ett glas vanligt vatten.

Jag har konsumerat grön juice kontinuerligt i två år. Jag brukade konsumera dessa två gröna juicer under hela året, främst på vintern, jag brukade konsumera tomatjuice och bitter kalebassjuice på sommaren.

Slutet på alla droger

Efter att ha tagit enbart sallad under dagen och hemlagad mat till middagen stoppades alla mediciner inom de närmaste sju dagarna, bara Thyronorm medicin fortsatte. Under dagarna när jag ändrade min kost åt jag cirka 6 mediciner, varav 5 mediciner hade tagit slut.

Historien om att sluta med Thyronorm

Thyronorm, som i första hand är ett sköldkörtelläkemedel, ordineras för att kontrollera TSH-nivån. Ett av de största och största problemen med Thyronorm som jag upplevt är svårt att sätta ord på, men jag ska försöka. Det brukade vara en enorm känsla i mitt liv efter att ha tagit denna medicin. Det är svårt att sätta ord på denna känsla. Det brukade finnas en attityd i att göra saker. Jag var pigg hela dagen. Jag var full av positiva energier. Alla dessa saker fanns inom mig, men från det att jag började ta det, hade alla dessa saker försvunnit från mitt liv. Nu i mitt liv varken den där fantastiska känslan eller den attityden. Livet levdes bara. För mig var det här livet inte livet utan hade blivit en börda. Som om jag blivit straffad för något misstag och jag lider av det straffet. Jag ville bara bli av med det här pillret. Strategi för att sluta med detta piller efter 10-15 dagars dietförändring. Strategin var att jag skulle minska läkemedlet till endast 6,25mcg per vecka. Genom att göra detta känner min kropp inte att jag har lämnat medicinen. På den tiden brukade jag ta Thyronorm 50mcg. Det fanns också en strategi i detta, att jag ena dagen skulle äta hela 50mcg och nästa dag skulle jag äta 37.50mcg, dvs 12.50mcg mindre. Om jag gör beräkningar på det här sättet så åt jag mindre 6,25mcg medicin på en vecka. På så sätt hade jag slutat med hela läkemedlet inom en och en halv månad genom att minska läkemedlet till 6,25 mcg per vecka. Jag har lärt mig av tidigare erfarenheter att tre dagar efter att jag slutat med medicinen kommer den negativa effekten på kroppen. Det är därför jag gjorde den här strategin att efter att ha minskat 12,50 mcg en dag i sträck, nästa dag ska hela 50 mcg-pillret tas.

Det är min erfarenhet att förekomst och ökning av TSH, bristande kontroll av glukos, ökad förekomst av blodtryck, att gå utom kontroll av kolesterol etc. bara är ett resultat, och att arbeta med resultatet kommer inte att leda till framgång. Det finns en anledning bakom resultatet. Arbete måste göras av den anledningen. Jag kan säga dessa skäl med bara fem ord. Gas, surhet, förstoppning (dvs. inte rensa magen), kapha och okontrollerat sinne. Detta är grundorsaken till 90 % av världens sjukdomar. Alla världens läkare arbetar bara på resultatet dvs symtom, som jag har sett under mina två års sjukdom. Men den gamla kunskapen om vårt land, Ayurveda, fungerar på dessa skäl. Men dagens ayurvediska läkare följer inte heller denna kunskap utan kopierar andra patier. Därför ger ayurvedisk behandling inget specifikt resultat.

Min erfarenhet av tester

Jag pratar om blodprov, datortomografi, MR, endoskopi, koloskopi. Vad är meningen med dessa rapporter? Jag säger varken att det är helt meningslöst, och jag säger inte heller att det är helt meningslöst. Jag säger att en erfaren läkare bör veta vad problemet är endast utifrån en persons beskrivning av sina problem. Men här, tillsammans med detaljerna, undersöks också hela kroppen och trots dessa inspektioner hittas inte lösningen. Som nämnts i Ayurveda, om man arbetar med de tre orsakerna, kommer alla undersökningar att bli meningslösa. Om grundorsaken till problemet bara är tre, vad är då behovet av utredning, varför inte arbeta med dessa orsaker direkt. Det femte skälet som jag har visat är att det okontrollerade sinnet inte ens pratar om det. Ingen maskin i världen kan berätta orsakerna som jag visar, men bara en person kan berätta om problemen. Så utredningen är inte av stor betydelse. Jag har inte gjort något test de senaste två och ett halvt åren och kommer inte heller att få det gjort för resten av mitt liv. Jag har lärt mig hur man är frisk. Jag har också fått veta hur kroppen blir sjuk. Det här är ingen stor kunskap, du kan också veta det.

Hälsa betyder hälsa i kropp och själ. I dagens era är det bara kroppen som behandlas, även på symptomen och inte på orsaken, ingen behandlar sinnet alls. Om vi inte arbetar med båda problemen tillsammans kommer vi inte att få full nytta. Därför, tillsammans med den rätta och naturliga maten, måste man förknippas med andlighet. Naturlig mat helar kroppen och andlighet botar sinnet.

Ett nytt problem efter en månads bantning

Det finns en historia nästan efter att ha börjat dieten, som du kommer att få lära dig mycket av. 10 mars 2020 På Holi-dagen kommer några av mina vänner till huset. När de såg min kropp började de fråga om du mår bra, du har blivit väldigt svag. På så sätt skulle den som ser min bekant bara säga en sak: att du har blivit väldigt svag. Men på Holi-dagen, som de ställde frågan, tog jag det för allvarligt. Nu började jag fundera på att gå upp i vikt härifrån. Jag funderade mycket på vad jag skulle äta för att gå upp i vikt. Jag fick de bästa resultaten från kosten på en enda månad, på grund av vilket jag också hade fått kunskap om rätt och fel mat. Därför kunde jag inte äta samma mat som tidigare. Hade jag gjort det skulle mina besvär ha kommit tillbaka, det var säkert och jag visste mycket väl. Jag kom på en idé. Jag tänkte varför inte äta vassleprotein. Jag forskade om vassleprotein, fick reda på att det också har tre egenskaper, en enkel, andra isolerad, tredje hydrolyserad. Skillnaden är att Simple är tung att smälta, Isolate är bättre än så och Hydrolyzed behöver inte smältas, det absorberas direkt. Hydrolyserad är så dyr enligt deras priser att väldigt få människor köper den. Jag beställde den hydrolyserade och tänkte att besväret med att smälta borde finnas kvar, det borde absorberas direkt. Jag äter detta vassleprotein i cirka tre till fyra dagar och ser att det svider mycket i urinen. Efter det slutade jag äta det. Jag undrade för vem jag går upp i vikt. Medan med den dieten jag tar har mina problem minskat med 90%, och jag kommer att vara helt frisk i framtiden. För den jag går upp i vikt, de kommer inte att bära mina besvär, jag måste bära det. Så varför ska jag lyssna på någon? Efter den dagen skulle alla som pratade med mig svara genom att slå honom på ett sådant sätt att hans mun stängdes. Om alla vet därifrån så får du ett väldigt dåligt svar. Därifrån till idag har jag aldrig tänkt på att gå upp i vikt.

En sak till som jag skulle vilja dela med mig av att jag 2012, 2013 och 2014 brukade gå till gymmet. Jag hade aldrig tagit kosttillskott och proteinpulver även efter att ha tränat på gymmet. Men titta på mitt intellekt här idag, bara för att få min kropp att se bra ut. Nuförtiden lever vi ett liv i show, vi bryr oss inte om hur vår kropp mår inifrån. För det avsnittet har jag helt gett upp livet av framträdanden. Den enda skillnaden som betyder något för mig är om jag är stark och frisk inifrån, om mitt sinne är fullt av positiva tankar eller om jag är full av energi eller inte.

Vissa förändringar i naturlig mat under lockdown

Tills nu har jag bara ätit sallad i hela dagar och till middag den hemlagade maten hemlagad mat. Men jag visste att om jag vill återhämta mig helt, då blir det en förändring i middagen också. Maten jag åt till middag är följande, 4 vete rotis, linser (främst moong masoor och urad dal) temperering och grönsaker med kryddor. Alla dessa tre saker skulle skapa problem. Deras problem är följande: Vetebröd fastnar i tarmarna, och så fort vi dricker vatten når vattnet tarmarna, gas börjar bildas. Alla pulser gör gas och om kroppen är sur så producerar den också surhet. Men du måste notera en sak att alla pulser ger gas oavsett om det är en frisk person eller en ohälsosam person. Grönsaker med temperering och kryddor producerar både gas och syra. Men det intressanta att notera här är att även en frisk person konsumerar pulserna kommer att producera gas. Därför bör en frisk person notera att grönsaker är bättre än baljväxter. Oroa dig inte för protein, jag kommer att prata vidare om dess bästa källa. Av dessa skäl var det nödvändigt att ändra middagsmåltiden. Även om vilka detaljer jag än har gett här, så hade jag inte denna kunskap då, men jag visste definitivt att det finns problem med dessa livsmedel, för genom att ändra dagens kost, hade jag lärt mig att vad är skillnaden mellan lagad mat och rå mat mat. Av dessa skäl ville jag ändra middagsmåltiden.

Som ett experiment beställde jag några produkter online. Där det främst fanns tre saker, brunt ris, hirs och havre. Jag var tvungen att äta dem en efter en och se till vilken sak som gör gas och syra och vilken som inte gör det.

Ännu en förändring under lockdown

Där jag hittills bara ätit sallad hela dagen, gjorde några ändringar under lockdownen. Nu har jag börjat äta frukt också. I frukter åt jag alla frukterna en efter en och noterade deras Positivitet och Negativitet. Bland frukterna jag åt var äpplen, papaya, vindruvor, bananer, ananas, granatäpplen etc. Jag åt alla dessa på många olika sätt som att äta en och en och 2-2 och
Ät 3-3 frukter tillsammans. Det bästa som kom fram var att det alltid är bäst att bara äta en frukt åt gången. Den bästa av frukterna som kom ut till mig var papaya. Papaya är så bra att denna frukt fortfarande ingår i min kost och har alltid funnits med i min kost de senaste två och ett halvt åren. Nuförtiden brukade jag ta papaya på morgonen efter att ha druckit grön juice. Vid den här tiden började jag äta bara bananer. Banan är lite tung att smälta, så efter en och en halv månads diet började jag äta banan. De bästa egenskaperna som jag såg i banan var, man får mycket styrka genom att äta den, för det andra finns det några sådana element i det som

håller musklerna glada och håller musklerna avslappnade. Om någon lider av sömnlöshet måste han äta banan. Nu diskuterar jag med dig hela kosten under mars 2020. Så fort du vaknar på morgonen ges en grön juice, papaya runt 21.00, 12.00 banansallad och middag för hela dagen nedan.

Som visade sig vara bäst bland hirs, brunt ris och havre

Först och främst gjordes och åts brunt ris som khichdi, jag gillade det bättre än linser, vitt ris och veteroti. Brunt ris visade bättre resultat i gaser, syra, förstoppning etc. än tidigare. Brunt ris var bättre än roti och baljväxter men allt var inte bra. Nu började jag äta Havre. Havre visade sig vara helt värdelös och hade problem med matsmältningen. Nu var det Millets tur. Det fanns mycket rädsla i mitt sinne för Millets, eftersom jag aldrig hade ätit Millets förut. Bortsett från detta är mängden fiber i Millets Millets också hög, så att den kanske inte smälts. Med alla dessa frågor gjordes Millets äntligen. Resultatet som jag fick efter att ha ätit var helt tvärtom mot mitt tänkande. Det var väldigt lätt att smälta. Denna gas var bättre än alla spannmål när det gäller surhet och förstoppning. Från mars 2020 till idag augusti 2022 äter jag bara hirs i spannmål. Jag har aldrig sett ett bättre korn än detta.

Ny strategi för att ta bort bukstelhet

Mina problem hade försvunnit från 80 % till 90 % inom några dagar. Samma procentuell nytta fick man även vid stelhet i magen, men det fanns fortfarande en del spänningar och stelhet kvar. Jag har alltid velat få min kropp till 100% som förut. Jag var inte redo att kompromissa ens lite. Jag hade fått veta att om stelheten och påfrestningarna i magen ska tas bort så måste den få vila några dagar. Att ta vila innebar helt enkelt att sluta äta fast föda i några dagar och gå till flytande kost. Nu hade jag börjat äta enbart vattenmelon och melon för hela dagen. Inom en vecka hade jag lyckats med min strategi. Min mage var helt avslappnad, stelheten och spänningen i magen hade försvunnit till 100%. Det är inte lätt att göra allt detta, men den som har en önskan att få sin gamla kropp, han kommer definitivt att göra det.

Ny kunskap om gasbildning

I ovanstående beskrivning har du sett att jag har sett hur jag blir av med stelheten och påfrestningarna i magen genom att äta melon och melon hela dagen d.v.s. komma på flytande diet. Men efter denna diet hade ett problem uppstått, det var att gas producerades i magen. Jag kunde inte förstå att när hela mitt matsmältningsspår (mage) är rensat och jag äter ren mat, varför denna gas bildas. På den tiden var gas och syra inget mindre än ett läskigt monster för mig. Det är inte så lätt som det ser ut, och den här saken är välkänd av personen som lider av gaser och surhet. Nu började jag undersöka orsakerna till detta, efter det fick jag veta om en annan grundorsak till gasbildning. Jag hade redan fått veta om de två grundläggande orsakerna till gasbildning, eftersom den första orsaken är smutsen i magen och den andra grundorsaken är ätandet av mat som producerar gas. Den tredje grundorsaken som också är den ultimata kunskapen för mig är att om det är torrhet i magen så kommer gaser att genereras. Strävhet uppstår när vi tar bort fettet. Och det här är vad jag gjorde, min kropp rensades så enormt genom att äta grön juice och vattenmelonmelon hela dagen på morgonen att matsmältningsspårets fethet hade försvunnit. Ghee från inhemsk ko används för att återställa jämnheten till matsmältningsspåret och för att ta bort torrhet. När jag brukade äta hirs på kvällen brukade jag äta två till tre skedar ghee blandat med det. Gasproblemet hade helt försvunnit på en till två dagar. Efter att ha konsumerat ghee kontinuerligt i 7 dagar, stoppades dess konsumtion. Arbetet med ghee var över. Detta var den ultimata visdomen för mig. Denna kunskap kan vara liten i dina ögon, men du har fel för om du vinner över gasen, då kommer 70% av världens sjukdomar att vara under din kontroll. Gasen är inte så lätt som du ser den.

Startar Millet två gånger

Under tre till fyra månader konsumerades tillagad mat endast vid en gång på natten då endast hirs åts. Efter det gjorde jag en stor förändring i min kost och började ta Millets två gånger. En på eftermiddagen mellan klockan ett och tre och den andra för middag.

Det fanns fortfarande en viss grad av surhet

Även efter fyra till fem månaders bantning fanns fortfarande en viss grad av surhet kvar. Idag vet jag detta mycket väl, om vi vill ha en gammal och frisk kropp som tidigare, så måste åtstramningen av denna diet göras i minst ett och ett halvt år. Under detta kommer du också att få kunskap om rätt och fel mat. Efter det, även efter att denna period har gått, kommer du att fortsätta denna diet. De som inte följer denna diet tycker att de som gör denna diet har gett upp mycket. Men hela världen som gör denna diet vet att varje enskild person som har lämnat är väldigt liten men fick mycket. Efter att ha gjort denna diet fick jag dessa saker gradvis. Gammal smal och frisk kropp, Alltid lugna ner och slappna av i kroppen, Var full av positivitet, Håll sinnet lugnt Att alltid vara pigg, en friskhet i andedräkten, att ha en känsla för service d.v.s. Tjäna naturen, etc. I det dagliga livet , människor försöker mycket hårt för att få dem, men allt detta uppnås lätt med rätt, hälsosam och naturlig mat. Det är därför vi lämnar väldigt lite men får mer.

Därför, om det var lite surhet trots dieten på fyra månader, så är det ingen stor sak. Surhet beror också främst på tre till fyra orsaker. Orsakerna till att detta händer, som jag har lärt mig av mina erfarenheter, kommer jag att presentera dessa skäl för dig. När gas bildas i magen och du inte kan driva ut den, då cirkulerar den gasen i hela kroppen och när den gasen är magen (den övre delen av magen där maten först kommer in och delas i små bitar av syra)) . Efter att ha nått gasen till magen, känner magen att något smältbart har kommit, och syran börjar driva ut. Därför, närhelst gas bildas och om du inte kan driva ut gas, kommer det också att bildas syra i magen. Den andra huvudorsaken till surhet är mat. Vi vet att smaken på all mat inte är densamma, viss mat är kall, viss mat är varm och någon mat är medium dvs jämn. De jag har känt som Acidic är följande. Mjölk är den suraste maten. Tillsammans med Acidic fuskar den också och skapar även Chakravyuha. Du måste tänka på vilken typ av prat jag pratar om. Låt oss förstå det. Om du har syra och om du dricker kall mjölk, så kommer din syra att lugna ner sig där, men kom ihåg att nästa syra kommer att göra denna mjölk. På så sätt är du fången i dess bedrägeri och labyrint. Jag har bara tillbringat två år i problem, vissa människor förlorar hela sitt liv, men de kan inte hitta fienden. Som vi tog exemplet med mjölk, i ett ögonblick går det bra men i andra ögonblicket går det dåligt också. Det är därför vi inte kommer att kunna förstå att mjölk är dåligt. Fienden måste kännas igen innan han håller fienden borta från sig själv. Med mjölk menar jag mjölk såväl som ostmassa, smör, vassle, te, kaffe och alla sötsaker gjorda av mjölk. Den tredje syrabildande maten är alla sorters baljväxter. Det måste vara känt att om urinsyra ökar hos någon, så förbjuder läkaren honom att äta proteinrika saker, som huvudsakligen innehåller baljväxter, som vi konsumerar för att uppfylla proteinet. Och du bör också notera en sak att alla pulser gör gas, det är en annan sak, du kan driva ut gasen, så du har inga problem med att äta pulser. En fråga kan uppstå i ditt sinne att kanske någons matsmältningssystem är svagt, på grund av att denna gas bildas. Så jag skulle vilja berätta att jag förutom att äta Hirs 4 bananer och andra frukter också äter 100 gram blötlagda ekologiska jordnötter. Att dagligen kunna smälta råa jordnötter i sådan mängd är ett bevis i sig på att både matsmältningssystemet och matsmältningselden är starka. Surhet är gjord av vatten. Vattnet på vissa ställen är surt, så drick mindre vatten för när du äter frukt och grönsaker blir behovet av vatten mindre eftersom de bara innehåller cirka 95 % vatten.

Även om min syra var över 90%, men en del fanns fortfarande där, och jag brukade använda indisk desi mishri för det. Under de kommande 7 till 8 månaderna var surheten 100 % över. Jag delar med dig en incident relaterad till surhet. Surhet förstör magen så illa att jag inte ens efter 4 till 5 månaders diet kunde uttala Om. Om uttalas med hela Digestive Track. I vilken de tre delarna av din mage, hals och tunga ingår. Så det är mycket viktigt att göra dieten under en lång period.

Sök efter något kraftfullt

De saker som jag ätit tills nu i maten, det var en slags Healing Diet. Men nu efter 8 månader var mitt matsmältningssystem helt starkt. Nu ville jag göra några förändringar i kosten. Efter denna diet hade min vikt också minskat mycket. Som jag ville få tillbaka igen. Jag kunde inte konsumera mjölk när jag bodde i staden. Vilket hjälper mycket för att öka vikten. Ett annat sätt var att konsumera torr frukt. Men det var inte lätt att smälta torra frukter. Först började jag äta jordnötter. Jordnötter kan också ätas i stora mängder och det finns kvar i budgeten. Min första erfarenhet av Peanuts var mycket dålig. För det var väldigt varmt. Till vilket jag kastade alla jordnötter i ilska. Men det var väldigt lättsmält. Nu förstod jag en sak, om dess värme på något sätt kontrolleras, så kan den inkluderas i den dagliga kosten. Jordnöten jag tog med var Rostad jordnöt.

Nu tog jag med mig råa jordnötter den här gången. Och blötlade den i 8 timmar och åt den. Nu var det lite tungt att smälta, men värmen som ingick i det, det vill säga värmen hade slocknat. Efter det gjorde jag några ändringar, sökte efter ekologiska jordnötter och det var ingen brist på den lokala marknaden men det fanns tillgängligt på nätet. Sedan dess till idag konsumerar jag ekologiska jordnötter i blöt i minst 8 timmar från cirka 50 gram till 100 gram.

Det kompletterar mitt protein och fyller även bra fett. Enligt min erfarenhet är det det mest kraftfulla i världen. När jag började med detta brukade jag gå ungefär en eller två kilometer i parken, men efter att ha konsumerat det började jag gå kontinuerligt i 8 till 10 kilometer. Några andra erfarenheter som jag hade är följande. Först är huden mjuk vilket innebär att håret förblir helt silkeslent. Det vill säga, dess effekt är också på håret och huden. Jag upptäckte att den har den bästa nivån av protein. Den har mjölknivå av protein. Vi vet alla att mjölk är av högsta kvalitet eftersom alla aminosyror finns i den. Men det finns många nackdelar med att konsumera mjölk, så det är bäst att konsumera ekologiska jordnötter.

Börjar äta hirs tre gånger

Du har sett hur jag brukade äta mer raw food och mindre tillagad mat under den inledande fasen av kosten. Efter det började jag sakta öka mängden av den tillagade maten. Anledningen till detta var att kroppen i början behövde en mer läkande diet och allt eftersom kroppen läkte började jag öka mängden lagad mat. Men kom ihåg, jag åt bara hirs. Inte ätit vete av roti, ris och baljväxter. Jag började äta hirs tre gånger efter cirka 8 till 10 månader.

Vi presenterar Temperering och krydda grönsaker

Har inte ätit tadka och kryddade grönsaker på nästan ett år. Jag fick full nytta av det. Jag gjorde bot i ett år, men jag kommer att få resultatet av det för resten av mitt liv. På grund av detta blev mitt matsmältningssystem väldigt starkt och jag kunde få tillbaka min gamla kropp. Den där gamla kroppen där allt du stoppade i brukade smälta allt. Idag har jag fått två kunskaper, en kropp är en mycket dyrbar sak, den mest värdefulla saken i hela världen, lägg inte skräp i den, lägg bara till mer och mer levande naturlig mat och ren hemlagad mat. Den andra kunskapen man får är att man vet skillnaden mellan fel och rätt mat. Även om fel mat också är bra att se från ovan, och du kommer också att se att hela världen äter det, men det är fel. Den dagen varje människa blev medveten om rätt och fel mat, den dagen skulle alla sjukhus försvinna från världen. Vi förstår faktiskt att sjukdomen finns i kroppen, medan verkligheten är att sjukdomen finns i maten. Så vems behandling ska vara din eller maten. Man kan med andra ord säga att sjukdomen inte är du utan maten. Min fråga till dig är vad är din kropp? Din kropp är mat, som du äter, så kommer din kropp att bli det.

Ät därför inte mat enbart för att mätta tungan, utan välj vad som är rätt mat för kroppen. Och det var vad jag gjorde, kontrollerade min tunga och åt inte tempererande och kryddade grönsaker på ett år. Men idag äter jag grönsaker med tadka och kryddor. Men kom ihåg, jag äter fortfarande hirs i spannmål.

Skurk och hjälte enligt omständigheterna

Många måltider kan vara en skurk eller hjälte för en viss person beroende på omständigheterna. Jag skulle vilja förklara för dig genom ett exempel. Ekologiska jordnötter är en god och fantastisk sak. Den är dessutom helt ren och på grund av att den är organisk är den dessutom fri från kemikalier. Om en frlsk person äter denna ekologiska jordnöt, då är den en hjälte för honom, men om en ohälsosam person äter den, särskilt den vars matsmältningssystem är svagt, kommer det att fungera som en skurk för honom. Eftersom den person vars matsmältningssystem är svagt kommer han inte att smälta det och på grund av bristande matsmältning kommer ama att bildas i kroppen, vilket är ett långsamt gift. Så ät bara det du kan smälta, inte den mat som växer. Detta har jag gett ett exempel på en bra sak, nu ska jag ge ett exempel på en sådan sak som är Villain för alla, även om den smälts väl. Mjölk tillgänglig på marknaden eller i städer. Det är en annan sak att du kanske inte ser dess negativitet på en dag, men det fungerar som ett långsamt gift för dig. Låt oss ta ett annat exempel, speciellt all snabbmat som har kokats i olja, om samma snabbmat ska göras mer skadlig så antag också att den är gjord av maida- eller grammjöl. Även detta är en skurk för alla. Den har inga heroiska egenskaper. Det fungerar också som Slow Poison. Det är en speciell sak med skurkar som gör långsamt gift, vårt liv fortsätter och vi känner dem inte ens som skurkar. Även när vi är sjuka vet vi fortfarande inte på den tiden vilken mat som kommer att fungera som en Skurk för oss och vilken mat som kommer att fungera som en hjälte. Tro mig, om du lär dig att separera skurk- och hjältemat, kommer sjukdomar att hålla sig borta från dig. Och ytterligare en viktig sak som du bör implementera i livet är att du alltid ska äta mat med tanke på din eld, egenskaper och defekter. Eftersom de ovan nämnda tre egenskaperna inte alltid är desamma, påverkar det många saker. som vädret. Din eld, dina dygder och defekter förblir inte desamma under varje säsong. Vädret Jag har bara gett ett exempel, det finns många andra faktorer som påverkar det. Vi kommer att förklara i detalj om Agni, Gunas och Doshas i ett kapitel med titeln Learning from Ayurveda.

Min erfarenhet av matolja

Alla matoljor som används i mat ser likadana ut, men i verkligheten är det inte det. Vissa säger att matolja är skadligt för hälsan. Jag håller inte med om hans poäng. Men jag säger också att matolja är vår hälsas största fiende. Du måste tänka på hur jag kan säga båda sakerna samtidigt. Så det är nödvändigt att förstå den verkliga verkligheten av matolja. Kallpressolja är medicin. Kallpress betyder matolja som inte har kokats en enda gång. Observera att matoljan som ligger i ditt kök också har kokats en gång. Det är en annan sak att du inte vet om det ännu. Matoljan som har utvunnits genom kallpressprocessen är den enda oljan som inte har kokats. Om nu oljan som ligger i ditt kök utvinns genom en kallpressprocess, kommer den också att fungera som ett läkemedel. Nu är den verkliga historien att ju fler gånger oljan kokas, desto mer gift är det. Oljan som ligger i ditt kök har bara kokats en gång, så du behöver inte oroa dig, men om du använder kallpress blir det mycket bättre för din hälsa. Men vet du, hur många gånger den oljan har kokats efter att ha gått på marknaden och ätit friterade saker, även om jag säger 1000 gånger så är det mindre. Eftersom den oljan aldrig förändras, kokar han samma kokta oljebar om och om igen och igen tills den tar slut. Du äter inte någon mat genom att gå till marknaden, utan äter gift. Bara du inte vet varför detta är långsamt gift, det förstör långsamt hälsan, så du kommer aldrig att kunna göra det. Tjuven är närvarande bland er, bara ni vet inte. Båda oljorna ser likadana ut med ögonen, så lita inte på ögonen, men det finns en sak som kan ta reda på, det är cellerna i din kropp. Jag garanterar att vår kropp känner igen varje rätt och fel mat, men vi blir tillsagda att vara uppmärksamma på kroppen. Du ser en mediterande person genom att ge honom fel mat, han kommer att berätta i ett nafs, positiviteten och negativiteten i den maten. Du måste tro att jag vandrar från ämnet. Nej, meditation betyder att meditation är en del av hälsan. Det är därför du i den här boken, tillsammans med kunskapen om mat, också kommer att få reglerna för Ayurveda och Bhagvat Gyans verser, dvs Bhagwat Geeta. Och låt mig försäkra dig, dessa tre har fullt bidrag till din hälsa. Jag kommer inte att skriva något förgäves i den här boken.

Du kommer att se positiviteten och negativiteten hos olja i nästa ämnen. I Liver cleanse Topic kommer du att få veta om det positiva med olja och i My Experience on Fast Food Topic kommer du att se negativiteten hos olja.

Min erfarenhet av snabbmat

I oktober 2020 ville jag göra en ny upplevelse, hur snabbmat påverkar vår kropp. När allt kommer omkring, vad finns det i snabbmat som skadar vår kropp, det är trots allt maten i sig, hur kan det skada vår kropp. Med alla dessa frågor började jag äta snabbmat. Den dagen jag åt snabbmat, medan jag sov den natten, en sak, blodet rann väldigt snabbt i kroppen, för det andra kunde jag inte ta andan på bästa sätt eftersom jag brukade ta det på bästa sätt på andra dagar. Om du inte kan förstå vad jag har sagt ska jag förklara med ett annat exempel. Har du någonsin varit i Himalayas kullar, när vi når dessa kullar, hur underbart vi andas, hela kroppen känns lätt, och sinnet fylls av glädje, varför händer detta, du vet, ditt helt rena syre går i kroppen, i överflöd, den tredje negativiteten rengörs inte ordentligt, och du vet bieffekten av att inte rengöra magen ordentligt, att 90% är dörren till sjukdomar.

Om du går in i Fast Food får du saker. En, mest snabbmat är gjord av maida- och grammjöl. Problemet med manda är att det somnar i magen, jag menar att magen inte är ren eftersom den fastnar i själva tarmen. Besan gör gas, och du ser kraften i gasen redan från början av den här boken. Samma gas fick mig att resa till Thyroid Imbalance. Och två år av smärta separat. Det andra problemet med snabbmat är att oljan som den är gjord i har kokats flera gånger. Ju mer oljan kokas, desto mer gift blir den. Det jag har beskrivit ovan att andningen stannar, det är på grund av denna smutsiga olja.

Lär dig av Leverrengöring

Här kommer jag att berätta en unik metod för leverrengöring. Här har jag inte valt ämnet leverrening för att berätta hur man gör leverrengöring, snarare har jag valt detta ämne för att veta hur kallpressolja fungerar som en medicin.

Så jag gjorde den här leverrengöringen och vilken fysisk positivitet jag såg efter leverrengöringen kommer de också att diskutera.

Jag gjorde denna leverrengöring runt eller runt november 2020. Den kräver tre saker. En Epsom Salt, den andra Extra Virgin Olive Oil, den tredje apelsin- eller mandarinjuice, dvs citrusfruktjuice. Vi måste dricka det enligt oss själva. Låt oss säga att jag väger 60. Jag åt vad som helst efter kl. Vid 18-tiden på kvällen dricker jag 12 gram epsomsalt blandat med 250 ml vatten. Vid 8-tiden på kvällen dricker jag 12 gram epsomsalt blandat med 250 ml vatten. Smaken av epsosalt är mycket konstig, det dricks inte, det dricks på bara ett slag. Klockan 22 dricker jag 120 ml citrusjuice blandat med 120 ml extra virgin olivolja. I en halvtimme sover jag på sidan som är Lever dvs på höger sida. Efter det, efter en halvtimme, går jag och lägger mig på sidan enligt mina bekvämligheter. Jag går också på toaletten två till tre gånger på natten, där min mage rensas två eller tre gånger. Vid 6-tiden på morgonen dricker jag 12 gram epsomsalt blandat med 250 ml vatten. Vid 8-tiden på morgonen dricker jag 60 ml extra virgin olivolja blandat med 60 ml citrusjuice och sover på höger sida i en halvtimme. Klockan 10 på morgonen igen dricker jag 12 gram epsomsalt blandat med 250 ml vatten. Här är min leverrensning över. Nu ska jag berätta vad jag hittade genom att göra detta. Efter att leverrengöringen är över går jag på toaletten ca 4 till 5 gånger, där min mage rensas lika många gånger. En del avfall kommer ut ur kroppen. En av dem kom ur någon grön färg. Jag kände mig väldigt lätt. På kvällen tränar jag dagligen där jag även gör armhävningar. Tidigare, när jag brukade slå Push Ups, började min andedräkt bli uppblåst och det var en lätt smärta i bröstet. Men i dagens övning hade båda dessa saker försvunnit. Och hittills har jag inte heller haft ont i bröstet och andningen är också i bästa fall. Min matsmältning hade blivit väldigt bra. Fast du vet att det hade gått cirka 9 till 10 månader även efter att jag var på diet, och jag fick så mycket nytta av den dieten att ju mer jag skriver, desto mindre får jag. Trots den fördelen kunde jag känna fördelarna med Leverrengöring mycket väl.

Nu ska jag lägga fram kunskapen som jag har fått från Leverrengöring. Kallpressolja rengör nervsystemet. Försvinnandet av lätta bröstsmärtor och andfåddhet var ett bevis på att mina nerver hade klarnat helt.

På så sätt är Oil Villain och Oil is Hero. Oljan som kokas om och om igen är Villain och kallpressoljan d.v.s. som inte har kokats en enda gång är hjälten. Kallpressolja drar smutsen från kroppsdelarna och för ut den ur kroppen.

Kära läsare, jag har diskuterat leverrengöring för att visa vikten av kallpressolja. Även om det var lätt för mig att göra det, men ändå om någon vill göra det, gör det då under överinseende av en erfaren person.

Kära läsare, jag skriver den här boken i augusti 2022 och idag har jag följt min diet i nästan två år och sju månader. Under dessa två år och sju månader har jag gjort många modifieringar i min kost. När behovet uppstod, gjorde ändringarna också. Nu ska jag diskutera med er hela min modifierade kost, som jag ändrade månad efter månad. Du kommer att kunna lära dig mycket av detta.

Vad är sjukdom?

Låt mig dela med mig av sjukdomen som jag måste känna till av mitt livs erfarenhet. Att sluta är en sjukdom. Vad stoppar detta och vem stoppar och var stoppas det? Det är allt du behöver veta. Den här sjukdomen kan inte ens röra dig. Det finns tre blockeringar i vår kropp. Dessa tre hinder är oberoende i sig. Det vill säga att det kan finnas en länk mellan dessa tre blockeringar, och dessa tre blockeringar kan också fungera självständigt. I detta, det jag skriver tidigare, är dess betydelse mer än de andra två, men alla tre har lika stor betydelse. Den första blockeringen sker i nervsystemet. Här beror hindret på två orsaker. Den första är den höga mängden socker i blodet. Socker är klibbigt, fastnar. Om det finns för mycket socker i blodet kommer blodet inte att kunna flöda bra. Det finns cirka 5,5 liter blod i vår kropp. Vårt hjärta pumpar blod från hjärtat till kroppen cirka 72 gånger per minut. När han pumpar en gång skickar det 70 ml blod. Det betyder helt enkelt att mängden blod i vår kropp cirkulerar i hela kroppen på bara en minut. Med andra ord kan vi säga att 5 liter blod cirkulerar 1400 gånger i hela kroppen på 24 timmar. Nu från alla dessa saker måste du ha lärt dig vikten av att rengöra blodet. Jag tror inte att du vill hålla blodet smutsigt längre. Den andra smutsen orsakas av olja i blodet. När oljan har kokat ansamlas i nerverna och orsakar blockering. Hjärtat och hela kroppen får bära bördan av dessa två typer av smuts som samlas i nerverna. Hjärtat måste arbeta hårdare för att pumpa blod genom hela kroppen. Om jag får dig att göra mer arbete än din kapacitet, vad kommer att hända, det kommer bara att hända med dig, det händer med hjärtat. Du måste ha förstått den grundläggande källan till hjärtrelaterade sjukdomar. Den direkta kopplingen mellan blodtryck och kolesterol är med hjärtat.

Den andra blockeringen uppstår i matsmältningsspåret. Den första blockeringen är om din gas slutar, det vill säga gas bildas i magen, men du kan inte ta bort den. Vad ska man säga om detta, vars gas slutar och om han inte löser det, börja då räkna sjukdomarna i kroppen. Idag skriver jag den här boken, det är bara på grund av denna gas. Kunskapen som jag har fått idag beror på att jag inte har kunnat ta bort denna gas. När gasen inte kan ta sig ut ur kroppen fortsätter den att cirkulera i kroppen och orsakar inflammation i kroppen. På grund av vilket matsmältningsspåret blir svagt. Efter det smälts ingen av maten. Och om maten inte smälts väl så kommer den inte ut. Det vill säga att magen inte blir ren. Så nu börjar även det andra hindret. Den första blockeringen är gas och den andra blockeringen är icke-renande av magen. Om du nu inte hittar en lösning på dem, börja då göra rundor av sjukhus och kliniker.

Den tredje blockeringen finns i vårt sinne. Om du sitter med något i ditt sinne, då vet du att ditt sinne har blivit ett offer för förstoppning. Detta är inte förstoppning i magen, det är förstoppning i sinnet. Du vet mycket väl vad som händer på grund av förstoppning.

Min erfarenhet av hemmjölk (Hemko ellerBuffel Mjölk)

Efter 8 månader av att börja med dieten började jag experimentera på många livsmedel. Bland alla dessa måltider var den enda maten som jag fortfarande var tvungen att experimentera med hemlagad mjölk. Min svåra situation berodde på den mjölk som fanns på marknaden. Det var ett bevis i sig på att hur mjölk påverkar vår kropp. Efter en lång väntan fick jag chansen att åka till byn angående ett bröllop i maj 2021. Det finns en ko och en buffel hemma hos mig i byn och på den tiden brukade båda ge mjölk. Här kommer jag att berätta om upplevelsen av mjölk från både ko och buffel. Först och främst drack jag råmjölk, det vill säga snabbmjölk. Denna mjölk smälts som vatten, det finns ingen gas eller surhet av något slag. Ses efter att ha druckit mjölk av både ko och buffel. Det var 100% mjölk, dvs inget vatten tillsattes. Det andra experimentet jag gjorde var att dricka kokt mjölk, den smälte också bra, det enda negativa som kom fram var att att dricka kokt mjölk ger gas. Bortsett från detta konsumerade jag ostmassa, smör etc., vilket alla gav positiva resultat. Kor och bufflar tas dagligen till vårt hus för bete. Där hon betar det gröna naturgräset. Gräset är helt naturligt där inga konstgödsel och bekämpningsmedel har tillsatts. Än idag, om jag tar marknadsmjölken, skapar den syra och dess syra måste lida under två dagar. Under dessa två och ett halvt år har jag experimenterat många gånger på marknadens mjölk, men resultatet blir alltid detsamma som jag för närvarande bor i en stadsdel i norra Indien.

Jag kommer bara att säga en sak om du bor i ett stadsområde, sluta sedan konsumera mjölk eftersom att dricka mjölk ökar vikten och aktiviteten för människor som bor i städer är också mindre, det mesta är officiellt arbete utfört, så om du bor i staden. du dricker mjölk, en kommer att öka din vikt och för det andra finns det ingen garanti för renhet av mjölk. Tänk på att ingen maskin i världen kontrollerar matens renhet förutom din kropp. Vår kropp är den största testaren. Hör det Om du är uppmärksam kommer din kropp att säga rätt och fel mat.

5 februari 2020 Dieten börjar (bas)

(Jag kommer inte att kalla det Modifiering men jag kommer att kalla det Foundation) Eftersom det är Basen har ett kapitel av mitt liv börjat härifrån.

1. Åt bara sallad hela dagen.
2. Gjorde lavemang de första 10-12 dagarna.
3. Spenat och tomatjuice tidigt på morgonen
4. Till middag brukade jag ta hem lagad mat, dal, ris, roti och grönsaker med tadka och kryddor (middagen var fel för mig, vilket jag rättade till senare)

(Jag slutade med mjölk och alla produkter relaterade till mjölk, Processed Food (Bearbetad mat betyder att maten som fanns där inte längre finns där, eftersom en ny sak har gjorts genom att blanda många saker i den och packade genom att lägga till konserveringsmedel, så att det håller längre.Vi människor tycker att vi har lyckats väldigt bra genom att göra processad mat, men jag har vetat från min livserfarenhet att vi ännu inte har tillräckligt med hjärna för att göra bra mat till kroppen. Naturen har detta sinne och detta förbereder allt den bästa maten för vår kropp), slutade jag helt med den.)

(Klockan är två på natten, idag kunde jag inte få tid på dagen, så jag skriver på natten, så att kontinuiteten finns kvar, jag tror att om jag inte upprätthåller kontinuiteten så kommer jag aldrig att kunna att slutföra den här boken i livet) Om någon frågar mig vilken som är den bästa egenskapen hos dig, då kommer jag att svara att jag av Guds nåd kan utföra vilket arbete som helst kontinuerligt, även om jag gör det väldigt långsamt. Även om jag skriver en sida varje dag, så skriver jag. Nåväl, idag sov jag bara klockan nio på natten, så jag har redan sovit fyra timmar, efter att ha skrivit två timmar ska jag sova igen. Så kära läsare, konsekvens är ett bra vapen för framgång, ta med det i ditt liv.

Första (1:a) ändringen av kosten - mars, april 2020

1. På morgonen en grön juice av bitter kalebass.
2. Ät bara frukt och sallader hela dagen.
3. Konsumtion av hirs i middagen.

(Det har skett en stor förändring här, tidigare brukade jag äta linser, roti, ris till middagen, vilket jag slutade och började äta hirs.)

Andra (2:a) ändringen i kosten

1. På morgonen en grön juice av spenat eller bitter kalebass.
2. En frukt huvudsakligen papaya.
3. Hirsar på middagstid
4. Hirsar i middagen också

(Den stora förändringen här är att Millets, (Simple Khichdi) började äta två gånger)

Tredje (3:e) ändringen i kosten - efter 8-10 månaders diet

1. På morgonen en grön juice * av spenat.
2. En frukt på morgonen, främst papaya.
3. Hirsar på eftermiddagen 14.00.
4. Ekologisk jordnöt från 50 gram till 100 gram (blötlagd) vid 17-tiden.
5. Hirsar till middag.

(Här började jag äta ekologiska jordnötter genom att blötlägga dem i bra mängd, eftersom mitt matsmältningssystem hade blivit enormt efter att ha följt dieten på 8-10 månader)

* Brukade lägga amla med spenat och tomat i grön juice, eftersom vintern hade kommit, och amla var lättillgänglig på marknaden, tillsats av krusbär rengör magen bättre.

Fjärde (4:e) ändringen i kosten - efter 12-13 månaders diet

1. På morgonen en grön juice av spenat eller bitter kalebass.
2. En frukt på morgonen främst papaya, melon melon i april, maj.
3. Hirs en timme efter att ha ätit frukt
4. Hirsar på eftermiddagen
5. Kvällsdränkta ekologiska jordnötter.
6. Hirsar till middag

(Huvudvariant, jag började äta hirs 3 gånger)

Femte (5:e) ändringen i kosten

1. En grön juice på morgonen
2. En frukt på morgonen främst papaya
3. Hirs med kokta grönsaker en timme efter att ha ätit frukt.
4. Eftermiddag hirs med grönsaker
5. Kvällsdränkta jordnötter
6. Middagshirs med grönsaker

(Den största förändringen här är, nu har jag börjat äta kokt tadka och kryddade grönsaker)

Sjätte (6:e) ändringen i kosten

1. En grön juice på morgonen
2. En frukt på morgonen främst papaya
3. Eftermiddag hirs med grönsaker
4. Kvällsdränkta ekologiska jordnötter.
5. Middagshirs med grönsaker

(Tidigare brukade Millets äta tre gånger i kosten, började äta här två gånger, här lärde jag mig en sak, de som inte gör fysiskt arbete (hårt arbete), de ska göra lagad mat bara två gånger. Jag hade sett i hela mitt liv att min farfar brukade äta lagad mat bara två gånger)

Sjunde (7:e) ändringen i kosten - runt december 2021 till april 2022

1. En frukt på morgonen är främst papaya, om det är april eller maj så vattenmelon och melon
2. Eftermiddagshirs med grönsaker
3. Kvällsdränkta ekologiska jordnötter
4. Vete roti med grönsaker i middagen.

(Det finns två huvudsakliga förändringar, en slutade ta grön juice, den andra huvudändringen var att äta vetebröd i cirka fyra till fem månader, vilket slutade så snart sommaren började.)

Åttonde (8:e) ändringen i kosten

1. En frukt papaya på morgonen
2. Eftermiddagshirs med grönsaker
3. Kvällsdränkta ekologiska jordnötter
4. Middagshirs med grönsaker

(Hils började äta två gånger och slutade med vetebröd)

Nionde (9:e) ändringen i kosten - augusti 2022 - Det vill säga när du skriver den här boken, Diet

1. Papaya på morgonen
2. Tre eller fyra bananer efter en timme
3. På eftermiddagen hirs med grönsaker
4. Kvällsjordnötter blötlagda i vatten i 8 timmar.
5. Middagshirs med grönsaker

(Ändra tidpunkt för att äta papaya, den andra huvudändringen är att äta banan tidigt på morgonen, runt klockan 10)

Obs! När jag bantar är min bostad norra Indien, jag berättar för bostaden eftersom effekten av platsen är på maten. Eftersom temperaturen, luftfuktigheten, vädret, på två olika platser kan vara olika samtidigt, och alla dessa har en effekt på maten. Välj därför mat efter din eld, egenskaper och skavanker.

Kapitel 3
Lektioner från Ayurveda

Jag började studera ayurveda från november 2020. Det vill säga efter 10 månaders start på dieten. Fram till denna tid hade jag ingen kunskap om ayurveda. Mina problem botades med 95% i dessa 10 månaders diet. Det är en speciell sak med Ayurveda som jag upplevt, Ayurveda kan förstås mycket väl av en person som har lidit av gaser och surhet. Andra människor kan aldrig förstå Ayurveda. Det finns en anledning till detta. Om jag säger att 60-70% av hela världens sjukdomar föds av gas, då håller du med. Låt mig också anta att du förstår detta också för att du läser den här boken, då står du någonstans också inför gas och surhet, så du måste ha känt till gasens kraft, men en person i vars mage Gas produceras och den tar också emot det ut, de människor i den andra kategorin, vars mage inte producerar gas, även om en sådan person bara kommer att få en av tusentals. För det är omöjligt att uppnå nollgas utan kunskap. Med kunskap menar jag här mat. Rätt och fel mat. Vilken mat producerar gas och vilken mat producerar inte gas. Därför kan gasens styrka endast kännas till den som har stått emot gasen. Och den som har lidit av gas och surhet kommer att förstå hela ayurvedan. Eftersom all ayurveda är baserad på gas, surhet och slem.

Och det är helt sant att 90% av världens sjukdomar faller under dem. Låt oss förstå genom ett exempel. Jag ska ge mitt eget exempel. Mina problem börjar på grund av gasstagnationen. På grund av att denna gas upphörde hade också surhet, sköldkörtel, gasbildning, sömnlöshet, rastlöshet och mitt kolesterolvärde passerat 200. Om det gick några dagar till skulle också kolesterolmedicinen starta. Och om jag inte hade rättat till det idag, då hade det funnits en rad sjukdomar. Vad är källan bakom allt detta, gasens icke-passivitet. Ayurveda vet, var är dess rot, men dagens Allopathy-värld känner inte till något sådant. Vet inte eller vill inte veta, du tänker på det. Jag tycker väldigt synd om att en ayurvedisk läkare utövar allopati. Kanske Ayurveda aldrig förstod. Annars finns det ingen anledning att utöva allopati.

Principer för Ayurveda

Principen för Ayurveda är att om de fysiska defekterna är jämna, så finns det hälsa, om doshas minskar eller ökar, då är det ohälsosamt. Ökningen av förekomsten av fel är en sjukdom. De tre typerna av doshas som hela Ayurvedan bygger på är Vata dvs luftgas, Pitta dvs surhet och Kapha dvs slem. Det låter väldigt enkelt att höra men väldigt svårt att förstå. Jag kommer att försöka föra in denna dygdiga kunskap om Ayurveda inom dig på ett enkelt språk. 90% av världens sjukdomar faller under Vata, Pitta och Kapha, så om du känner till denna kunskap kommer 90% av sjukdomarna att räddas. De återstående 10 % av sjukdomarna har andra orsaker. Såsom bakterier, svamp, virus etc.

Diskussion om de fem stora elementen

Vår kropp består av fem Mahabhutas. Jord, vatten, luft, himmel och eld. Prithvi betyder mat, vatten, himmel betyder tomt utrymme inne i kroppen, luft betyder syre som vi tar genom näsan, eld betyder solljus. Om det inte finns något solljus, kommer det inte att finnas någon kroppslig organism på jorden. Därför är det väldigt viktigt att ta eld.

Det är mycket viktigt att ta dessa fem Mahabhutas i balanserad mängd. Vi kommer ihåg att bara ta ett element ur dessa, det är jordelementet. Vi äter och äter och äter vidare, hela dagen äter vi, varje dag äter vi och på natten äter vi och sover. Min fråga är när gav du himmelelementet. Akash betyder att hålla kroppen tom. Vi äter spannmål tre gånger om dagen, och det tar lång tid att smälta spannmål. De som utför fysiskt arbete kan äta spannmål 3 gånger. Men andra människor bör äta spannmål bara två gånger. Snack är en mycket dålig vana, på grund av vilken matsmältningsbanan alltid är upptagen. Och matsmältningsspåret får inte ens en chans att vila. Hur blir det om du får dig att arbeta kontinuerligt i 24 timmar? Solsken måste konsumeras. I städer får människor brist på vitamin D, anledningen till detta är att inte konsumera solljus. Genom att inte konsumera rökelse smälts maten inte bra eftersom det saknas eld i magen. På grund av bristen på vitamin D är absorptionen av kalcium inte möjlig, på grund av vilket benen blir svaga. Frisk luft finns tillgänglig i Brahma Muhurta, i parker, i skogar, på kullar och i byar etc. Vakna därför tidigt på morgonen vid Brahma Muhurta, ta en promenad i parkerna etc., besök kuperade platser och spendera även en några dagar i din by. Efter att ha gått till byn genomgår min kropp metamorfos inom några dagar. Tro mig, det är skillnad på landet och himlen i staden och byn. Vi kan känna till kroppens cell, att den lämpliga platsen för mig bara är där det finns ren luft, vi förstår bara inte eftersom vi har lyssnat noga på kroppen, där vi bor, tankar pågår någon annanstans. Är. Vi äter inte ens mat noggrant. Först tar man hand om ett och annat bett, efter det går sinnet någon annanstans.

På detta sätt bör dessa fem fantastiska element konsumeras i lika stor mängd. Om det finns överskott och brist på något stort element, kommer sjukdomen att börja därifrån.

Guna (Kroppens natur och elementens natur) Chikitsa

Gunaterapi är medicinen där vi måste konsumera de sakerna eller göra de sakerna som utjämnar våra ökade defekter. Det finns också negativa motsatser till alla positiva saker i denna värld. Så om den används på rätt sätt kan den också användas. Några 3 doshas, 6 rasas och fem Mahabhutas har beskrivits i Ayurveda. Mat är en del av dem, så vi kommer inte att berätta för mat separat. Det finns 20 egenskaper som också nämns i Ayurveda. Dessa 20 Gunas finns i dessa 3 Doshas, 6 Rasos och fem Mahabhutas. Det är inte nödvändigt att alla 20 egenskaper hos alla kan hittas i dessa doshas, rasa och fantastiska element, men vissa kvaliteter kommer definitivt att finnas i dem.

Låt oss nu genom ett exempel förstå hur denna egenskap är helande.

Du kommer ihåg en incident, när jag konsumerade vattenmelon och melon under de närmaste dagarna under de närmaste dagarna för att avsluta stelheten i magen, på grund av vilken min stelhet i magen upphörde, men gasen började bli mer i magen. Orsaken till överdriven gasbildning i magen berodde på torrhet i matsmältningsspåret på grund av att man ätit vattenmelon och melon under hela dagen. För att få bort denna torrhet använde jag desi ghee för att ta bort den. Ghee har en egenskap som vi kallar alifatisk och torrhet är motsatsen till alifatisk. Det är vad kvalitetsterapi är. Att förvärva en förvärrad defekt genom att acceptera ett föremål av dess motsatta kvalitet, utjämning av den defekten är läkningen av dygder.

20 fastigheter

1. Guru (Tung) - Laghu (Lätt)
2. Manda (långsam) - Tiksna (snabb, snabb)
3. Shit (Kall) - Ushna (het)
4. Snigdha (Unctuous) - Ruksa (torr)
5. Sleksna (Smooth) - Khara (Rought)
6. Sandra (fast) - Dravya (flytande)
7. Mridu (Mjuk) - Kathina (Hård)
8. Sthir (stabil) - Chala (rörlig, instabil)
9. Suksma (Small) - Stool (Big)
10. Vishudha (icke slemmig) - Pichhal (slemmig)

Vatas egenskaper - grov, kort, kall, hård, subtil, rörlig, torr, lätt
Egenskaper hos Pit Acid -oljig, skarp, varm, lätt, köttig doftande, spridande och flytande.
Kaphas egenskaper -stadig, stabil, tung, långsam, kall och mjuk.

Kropp gjord av Seven Dhatus

Vår kropp består av sju dhatus. Det är följande.
Rasa (plasma), blod, muskler, fett, ben, märg, sukra (reproduktionssystem)
Att vara jämn av dessa dhatus är hälsosamt och att vara udda är ohälsosamt. Ayurveda talar om balans och detta system bygger på det. Överskott och förfall av något är båda dödliga. Det är därför Ayurveda går till roten. Vata, Pitta och Kapha är

grundorsaken till alla sjukdomar. Och detta är också en realitet. Du kan förstå detta mycket väl genom min berättelse. I hela historien kommer du att se att jag har rättat till felen. Men när jag började med dieten hade jag ingen kunskap om ayurveda. Jag börjar diet den 5 februari 2020 och jag börjar studera ayurveda genom att gå i november eller december 2020.

Vad vi än äter så bildas först juice, sedan bildas blod, sedan muskler, sedan fett, sedan ben, sedan benmärg, därefter bildas spermier. Det är därför Shukra Dhatu har stor betydelse. Slösa aldrig Sukra Dhatu.

Nu kommer jag härifrån berätta mitt eget sätt att behålla de tre doshasna Vata, Pitta och Kapha i Ayurveda, som jag har lärt mig av mina livserfarenheter.

Om jag ska beskriva hela Ayurveda så blir det en bok på 1000 sidor och du kommer inte att förstå någonting. Det är därför jag håller mina erfarenheter framför dig på det enklaste språket.

Det finns tre anledningar till att ha Vata-obalans. Den första är den ackumulerade smutsen i kroppen. När vi äter fel mat och att fel mat inte kommer ut ur kroppen och lagras i våra tarmar. Denna smuts fortsätter att generera luft om och om igen. För att hantera detta problem måste vi rengöra vår kropp. Följ denna metod för rengöring, gör lavemang två gånger under de första sju dagarna. Under de kommande sju dagarna bör lavemang endast göras en gång, det vill säga varje morgon. Jag har använt ordet lavemang många gånger, vissa kanske inte känner till lavemang, så jag beskriver det så här. Lavemang är en låda. I vilken upp till 1500ml vatten kan fyllas. Röret ansluts till lådan från ena sidan och från den andra sidan måste det föras in i anus. På så sätt kommer vatten ner i vår tjocktarm. Håll nu vattnet i 5 minuter. Vatten mjukar upp den hårda avföringen och drar ut den avföring som varit frusen i många år. Bli inte förvånad, avföringen hade samlats i många år. Du är sjuk på grund av denna frusna röra. Lavemang är också en gåva av ayurveda, på ayurveda heter det Vasti Kriya. Temperaturen på vattnet du ska lägga i det ska vara jämnt, det vill säga varken för kallt eller för varmt. Ta en grön juice på morgonen. Grön juice rengör hela matsmältningsspåret. Ät bara frukt och sallader hela dagen. Bland frukterna är papaya bra för magen. Om det finns surhet, konsumera inte citrusfrukter som apelsin, mandarin, citron etc. Det är inte skadligt för hälsan, utan för dem vars surhet irriterar dem, dvs oro. Stoppa konsumtionen av spannmål. Ät frukt och sallader hela dagen. Laga och äta hirs på en gång på natten. Använd inte temperering och kryddor i hirs. På så sätt blir kroppen helt ren.

Den andra huvudorsaken till gasbildning är gasbildande mat som rajma, alla typer av baljväxter, gram, potatis, kål, blomkål, rädisa, mjölk och all snabbmat, saker gjorda av maida, saker gjorda av grammjöl. Jag skulle vilja instruera strikt om du är besvärad av gas och om du konsumerar någon av dessa saker, då kommer gas säkert att bildas.

Den tredje orsaken till gasbildning är torrhet i kroppen. Detta händer bara i en situation, när vi rengör kroppen helt. Sitt nu inte någonstans och tänk att genom att rengöra kroppen kommer torrheten, annars kommer du aldrig att kunna återhämta dig i livet. Det är väldigt viktigt att rengöra kroppen. Vi har vapnet att rensa upp i elakheten. Och bara erfarna människor kommer att känna till det här vapnet. För att ta bort torrhet, när du kokar hirs på natten, tillsätt två till tre skedar ghee och ät det. Denna ghee ska endast ätas i 10-12 dagar kontinuerligt. Efter det sluta konsumera ghee. Ghee-arbetet är över.

Kära läsare, denna kunskap är mycket värdefull, det är kunskapen om mina erfarenheter. Du kommer inte att få det någon annanstans, så notera det noggrant och tillämpa det i livet. Så tre huvudorsaker till denna gasbildning. Om du följer denna metod kommer du definitivt att få seger på gasen.

Det finns främst två till tre huvudorsaker till dess bildning av Pita, dvs surhet. Den första huvudorsaken är gas. Du måste tänka att hur gas kan göra syra. men det är sant. Allt jag berättar är kunskap om erfarenhet. Den person vars gas blir bortskämd och han inte kan ta bort gasen. Hans gas fortsätter att cirkulera i hela kroppen.

Samma gas kommer in i den roterande magen. Magen känner att något smältbart har kommit och magen börjar släppa syra. På så sätt, även om du inte äter någonting, bildas syra i magen. Därför, om syra börjar bildas på fastande mage, förstör det det övre lagret av magen. Läkare kallar dessa tillstånd som gastrit och H Pylori-infektion. Det är inget annat än surhet som förstör din mage dag för dag. Jag har arbetat inom detta område de senaste två åren och jag har hundratals fall relaterade till detta problem, där människor har ätit H Pylori Kit fyra gånger men deras problem fanns där. Men genom att ändra din kost genom denna enkla diet, kontrollerade du bara din surhet och eliminerade helt Gastric, H Pylori. Jag skulle vilja nämna ett av dessa fall, som arbetar i den indiska marinens team. Han led av detta problem i många år. Han spenderade lakhs av rupier och gick runt på många stora och stora sjukhus. Dagarna när jag pratade med honom låg han fortfarande på sjukhuset. Han hade inte övergett någon metod. Oavsett om det är Allopati, Ayurveda, Homeopati etc. Inom allopati hade han ätit H Pylori Kit många gånger. Under samtalet förklarade jag för honom roten till problemet. Eftersom jag själv hade ställts inför det här problemet, så jag kände också till hela historien om det. Han började följa dieten och är helt frisk idag. Egentligen förstår vi mat väldigt lätt, vi glömmer att den här kroppen är gjord av den maten. Så kroppen kommer att bli som maten du tar. Det finns många människor som har blivit av med detta problem genom att ändra sin kost. Det är bara en fråga om gårdagen att en person som bor i

Australien har samma problem. Följt denna diet de senaste en och en halv månaderna och de har fått lindring upp till 70-80%. Han valde denna diet själv, han var trött från överallt. Han har tagit alla mediciner. Förra gången han matades med H Pylori Kit kunde han genomföra det bara i tre dagar. Reaktionen av denna medicin var sådan att hans hjärtslag ökade och han började gå ut på egen hand. Nu vill de inte se tillbaka som Allopati-mediciner. Som han har återhämtat sig på en och en halv månad har han fått en idé om att om han följer denna diet i 8-10 månader, så kommer han att bli helt bra.

På tal om reaktionen från H Pylori kit, det finns ett annat fall, det är efter tre till fyra dagar sedan som han arbetar i ett multinationellt företag från Gurgaon. Han sa att jag har matats med Doctor H Pylori Kit många gånger. Om han besökte en annan läkare skrev han också samma medicin, nu säger han att jag ska dö men jag ska inte äta den här medicinen. Eftersom reaktionen av detta läkemedel är så allvarlig att det inte är lätt att bära det. Egentligen är ett av dessa läkemedel Clarithromycin, det är bara Culprit. I det H Pylori-satsen finns det en reaktion på grund av detta läkemedel. På tal om fallet Australien, måste han säga. Mitt hjärtslag är fortfarande inte lika normalt som tidigare.

Mat är den tredje huvudorsaken till försämringen av pitta. Maten som gör surhet är mjölk och alla sorters baljväxter. Observera att jag inte har nämnt Alkohol och Non Veg någonstans, eftersom jag redan har antagit att Non Veg inte heller är något för oss att äta och att Alkohol inte heller är något för oss att dricka. Det är därför de inte kommer att nämnas någonstans. Varför ska jag prata om det som inte är vår mat och dryck? Nästa sak som orsakar syra är te och kaffe. Båda dessa gör enorma syror. Notera dem och behåll dem. Så länge du inte lider av surhet, då äter du mjölk och baljväxter genom att trycka, det är inga problem, men så fort din surhet blir sämre börjar båda också göra syra. Konsumtionen av alla dessa bör stoppas i surhet.

En annan upplevelse relaterad till pitta jag skulle vilja dela med dig av att om vattnet på din plats inte är rätt, då kommer detta vatten att göra jobbet med att göra surhet. Koka upp vatten och drick det. Om du följer den diet som nämnts av mig, kommer det inte att finnas något behov av att ta vatten separat i den, frukt och sallader innehåller endast 95% vatten.

Det finns inget behov av att behandla gas och surhet separat. Om du härdar själva gasen kommer surheten att härdas automatiskt. Eftersom surhet är förknippat med själva gasen. Ja det tar tid. Därför måste du tåla lite surhet under den tid det tar. Så snart du börjar dieten kommer din surhet att minska till 70-80%. Du kan använda indiska Mishri i detta, närhelst du känner en brännande känsla. Mishri minskar surheten omedelbart. Det tar 7-8 månader för surheten att bli helt botad av denna diet, som min egen erfarenhet, så ha inte för bråttom och följ dieten med full uppriktighet. På så sätt, om du fortsätter att följa dieten med full uppriktighet, kommer din gamla kropp att komma tillbaka. Var särskilt uppmärksam på en sak, när surheten blir gammal, då följer kroppen den som en regel och samtidigt som det görs syra idag så gör den syra imorgon samtidigt, på så sätt stiger syran över maten , Och automatiskt börjar kroppen göra syra. Under dessa omständigheter börjar även negativa tankar bli sura, jag berättar allt detta för er från mina egna erfarenheter. Vet bara detta att alla problem är botade, tro inte att denna syra kommer att hålla livet ut. Idag har jag inte bara min erfarenhet utan också erfarenheten från tusentals andra människor. Jag arbetar inom detta område sedan de senaste två åren.

Kosten finns där, har jag diskuterat i detalj i de tidigare kapitlen.

Hittills har jag pratat om två doshas av Ayurveda, om du kan kontrollera dessa doshas så tro mig att du kommer att kontrollera 70-80% av världens sjukdomar.

Nu ska vi diskutera om Kapha, den tredje dosha av Ayurveda.
Kapha- Viskös, kall, tung, alifatisk, söt. Alla dessa är egenskaper hos Kapha. Om Kapha ska botas måste saker med motsatta egenskaper ätas. Om du äter mer godis kommer slemmet att öka. Även om du äter kallt kommer slemmet att öka. Att äta ghee kommer att öka slem. Även om du dricker mjölk kommer den att växa. Så konsumera dem inte vid

ökad slem. Kroppen ska hållas tom. Varm dryck bör drickas, i vilken kryddnejlika, svartpeppar, etc. Sammandragande och kryddiga saker bör konsumeras. Eftersom kvaliteten på Kapha är söt, och motsatsen till söt är kryddig och sammandragande. Bitter kalebassjuice och krusbär bör konsumeras. Genom att konsumera rökelse smälter slem och det kommer ut ur kroppen. Kapha är kall och solen är varm, så de står mitt emot varandra. Det var ett slags healing. Samma kost kommer att fungera vid hostsjukdomar som jag har berättat för gaser och surhet. Just här måste du använda din intelligens lite eftersom kvaliteten på slem och gas är kall och kvaliteten på syran är varm. Om du börjar denna diet på vintern, kan hirs ätas mer. Om du börjar med denna diet på sommaren, ät frukt och sallader hela dagen och ät hirs en gång på natten. Om det finns några problem med att äta frukt och sallader i problemet med slem, kan du ta Millets två eller tre gånger. Förresten, det är inga problem, för under de senaste två åren har många människor botat sina slemrelaterade problem genom denna diet.

Så detta var min erfarenhet av att balansera Vata, Pitta och Kapha dosha som jag delade med dig.

Ritucharya (säsong)

Enligt Ayurveda och min erfarenhet kan vi inte äta samma mat hela året. Eftersom elden som smälter maten sitter inne i oss förblir den inte densamma under hela året, så hur kan vi äta samma mat hela året. Jag har en erfarenhet, under regnperioden blir min eld mycket mindre. Min aptit minskar också därefter. Jag minskar mängden mat. Om jag inte gör det här blir jag säker på att bli sjuk. Bara denna lilla skillnad gör en person sjuk och frisk. En vis man äter alltid efter sin eld och hunger. Men en okunnig person enligt klockan, enligt den mängd som serveras på tallriken, och om maten är välsmakande, så kommer han att äta den även med en klunk.

Det regnar under dessa månader juli, augusti, september. Och detta är också Acidity-månaden. Problemet med surhet är mer i dessa månader. Ni ska komma ihåg att mina problem blev värre i augusti 2018 och det var surhet. Kunde inte känna igen den surheten. För innan detta har jag aldrig mött problem i livet, surhet och förstoppning, jag visste inte ens vad det är. Ayurveda accepterar också att Pitta ackumuleras under dessa månader.

På samma sätt, på vintern, ökar slem och blir deformerad. Deformiteten kommer att uppstå när man tar hostförstärkande föremål. Om du tar mat med motsatta egenskaper av Kapha, kommer Kapha att förbli jämn. Men inte när vi kommer att äta det, när vi kommer att ha kunskapen om att vilka doshas ökar under vilka årstider och med vilken mat dessa defekter minskar. Därför äter en vis man med måtta och håller sina fel i balans och förblir således frisk hela livet.

Dincharya (daglig rutin)

Precis som doshorna minskar och ökar under olika årstider, förblir inte alla dagens doshas likadana. Jag minns att det fanns en tid då min mage brukade blåsa upp som en ballong. Tiden för flatulens brukade vara mellan klockan 4 och 6. Vindens tid är dagens sista vakt och nattens sista vakt. Pittatiden är mitt på eftermiddagen och midnatt. Jag skulle vilja dela en incident här också. Ni kommer ihåg att jag hade nämnt på ett ställe hur jag brukade gå upp mitt i natten och äta min mat. Tja, vem äter vid midnatt, det var mitt tvång att äta mat. Inte för att jag brukade göra det av hobby. Vid midnatt började surhet bildas i magen, och han brukade ta mat för att dämpa och lugna samma pitta. Ibland drack jag kall kall mjölk också. Så det är helt sant att tiden för Pitta är mitten oavsett om det är mitt på dagen eller mitt i natten.

Kaphas tid är början på dagen och början på natten, dvs morgon och kväll. På detta sätt, när vi kommer att veta att vid vilken tid på dagen, vilken dosha ökar eller minskar, kommer du att äta enligt dessa defekter.

Jag kommer inte att prata om ayurvediska läkemedel eftersom min erfarenhet är att frukt och grönsaker har alla medicinska egenskaper. Jag har botat alla mina sjukdomar genom att bara konsumera frukt, sallader och hirs. Och nu har även erfarenheten från tusentals andra människor lagts till denna min erfarenhet. Eftersom jag arbetar inom det här fältet från de senaste två åren. Observera att jag inte säger till ayurvediska läkemedel att vara värdelösa. Om man vill kan man också konsumera dem, eftersom ayurvediska mediciner är helt naturliga, naturens gåva och naturläkemedel är välgörande.

Langhanam Param Aushadham (Fasta är den bästa medicinen)

Langhanam betyder fasta. Det sägs i Ayurveda att Langhanam Param Aushadhaam, det vill säga fasta är den största medicinen. Och detta är också sant. Man har sett att människor äter mat utan hunger. Kroppen behöver inte mat, men äter den ändå. Tittar på klockan och äter. Man måste äta tre gånger på en hel dag oavsett om det är hunger eller inte. Det är också en huvudrot till sjukdomar. När mat äts utan hunger, är gastriten redan bromsad, och när mat äts utan hunger blir den långsammare. Vi slutar inte här, men nu finns det snacks också, te, samosa, jalebi, kex, namkeenchips etc. Allt detta äts separat efter pressning tre gånger om dagen. Det är så vår kropp fungerar 24 timmar om dygnet. Medan utom vissa delar av kroppen behöver alla andra organ vila. Låt oss förstå genom ett exempel. Anta att du är en förare och låt mig säga åt dig att köra kontinuerligt under de kommande tre dagarna. Du bör inte ens sova under dessa tre dagar. Det finns alla möjligheter att du råkar ut för en bilolycka. Detsamma är fallet med delarna av vår kropp. De behöver också vila. Langhanam betyder fasta som ger vila. Läkningsprocessen påskyndas under Langhanam. Extra glukos absorberas. Det extra fettet börjar smälta. Vad som än är extra i kroppen balanserar Langhanam det. Jag tar särskilt hand om Langhanam. Utformningen av min diet är sådan att den blir överhoppad i själva dieten. Frukt, sallader och hirs smälts mycket snabbt. På så sätt, när saker smälts snabbt, kommer kroppen att förbli tom under resten av tiden och fullfölja sina helande och rätta till obalanserna.

Lavemang

Lavemang, som jag redan har beskrivit i detalj. Lavemang är Ayurvedas gåva, som vi nu känner under detta namn i modern tid.

Triphala

Triphala består av tre frukter. Amla, Haran och Bahera. Det bör användas i detta förhållande Amla 3-förhållande, Haran 2-förhållande och Bahera 1-förhållande. Detta förhållande är för rengöring av magen. Det finns en beskrivning av olika proportioner i olika sjukdomar i Ayurveda. Amla är en av få frukter i världen, i vilken det finns totalt fem juicer. Smaken på Amla, Haran och Bahera ser nästan likadan ut. Triphala fungerar som ett rengöringsmedel. Det renar från matsmältningsspåret till nerverna.

Men lavemang, grön juice, frukt, sallad och hirs gör samma sak i min kost. Så det finns inget behov av Triphala. Ändå, om någon vill ta det kan han ta det, för det är helt naturligt.

Detaljerad information om hirs

Här får vi följande information om Millet

Vad är Millet, vilka är dess fördelar, hur många typer finns det totalt och namn på engelska.

Hirs är säden i vårt eget land. Som åts i överflöd i varje delstat i Indien för cirka 40 år sedan. Men nu är det bara ett mycket begränsat antal människor som konsumerar det. På grund av vilket detta korn som om det hade försvunnit. Men hälsomässigt är det många gånger bättre än ris och vete. Jag berömmer det först efter att ha konsumerat det direkt. Jag har gjort mycket djupgående forskning om detta spannmål. Ni vet alla att jag bara konsumerar hirs i spannmål. Fiber är i balanserad mängd i hirs från cirka 7% till 12%. Det är mycket viktigt att ha fibrer i maten eftersom fibrer inte bara rengör nerverna utan även matsmältningsspåret. Vi vet mycket väl att 80-90% av världens sjukdomar passerar genom magen. Hirsar tar hand om magen. Vilka andra spannmål vi än äter, är mängden fibrer i dem mycket mindre eller endast nominell. Till exempel finns det bara 0,2 % fibrer i ris och 1,2 % fibrer i vete. Vi tar också bort fibern som finns i vetet genom att flytta den genom en sil. Här pratar jag om kli. Bröd som äts utan kli fastnar i våra tarmar. Och det är här sjukdomen börjar. Detta är roten till gas, surhet och förstoppning.

Hirs är ett icke-surt korn. Den som har surhet bör ta hirs istället för vete. Varje matvara har sin egen

Tasheer. Tasheer betyder att den kommer att gå in i kroppen och skapa värme, förbli jämn eller ge svalka. Även om skillnaden är liten och en frisk person kanske inte ens känner denna skillnad, men för en sjuk person är denna skillnad som en stor.

Det fina med hirs är att det också kontrollerar blodsockret. Det kan göra detta på grund av dess fiber. Eftersom det är en balanserad mängd fibrer frisätts glukos långsamt. På grund av vilket mängden socker i blodet inte förblir hög. Jag har många Cases tillgängliga som har sitt socker kontrollerat genom Hirs. Idag är alla dessa människor fria från sockermediciner. En sak till måste tänkas på, vilket gör resultatet ännu bättre, innan du äter Hirs, ät 200 till 250 gram sallad. Vi har sett att de som konsumerade sallad med hirs, deras socker kontrollerades bättre än de som bara konsumerade hirs.

Hirs finns främst i 9-10 typer i vårt land. Men jag ska bara prata om fem hirsar. Eftersom mängden fiber i dessa fem hirsar är något högre än resten. Det är som följer respektive. 1. Brown Top (Grön Kangni), 2. Foxtail (Kangni), 3. Kodo (Kodra) 4. Little (Kutki), 5. Barnyard (Sanwa)

Blötlägg i 8 timmar innan du gör hirs. Det smälts väl genom att blötlägga mat, eftersom det har en bra mängd fibrer, så att blötlägga det är mycket viktigt. Efter blötläggning gör du det som ris och konsumerar det. Byt på så sätt ut vete och ris helt mot hirs.

Ekologiska jordnötter

Min främsta källa till protein och fett är jordnötter. Blötlägg det i vatten i åtta timmar, konsumera det sedan, den bästa tiden att konsumera det är efter kl. Drick det inte tidigt på morgonen eftersom det är väldigt tungt att smälta. Därför, konsumera det först efter 8-10 månader efter att ha börjat dieten. Efter åtta till tio månaders bantning blir matsmältningssystemet väldigt starkt. Vars matsmältningssystem är starkt, han kan konsumera det så fort han börjar dieten. Jordnötter innehåller 50 % högkvalitativt fett och 25 % höga nivåer av protein. Proteinet som finns i det är i nivå med mjölk och kött. Det kan också konsumeras av personer som lider av socker, eftersom mängden kolhydrater i det är mindre. En annan egenskap som jag och andra dietföljare har märkt är att den blir rensad tjocktarm väldigt bra efter att ha ätit den.

Andlighet, Bhagavad Gita och uppnåendet av Bhagavad Gyan

Den här boken representerar mig verkligen. Oavsett vilken kunskap som finns i mig, vad jag än har lärt mig i livet av Guds nåd, kommer jag att införliva allt i den här boken. Oavsett om det är relaterat till mat, till ayurveda eller till andlighet.

Vad vi än diskuterade nu var kunskapen om att hålla den fysiska kroppen i ordning. Nu ska vi prata om att kontrollera den subtila kroppen, dvs sinnet, intellektet och sinnena. Vår kropp är inte bara en fysisk kropp. I sitt väsen är den subtila kroppen och själen också sammankopplade. Alla dessa utgör en människa. Sjukdomar kommer inte bara i den fysiska kroppen utan också i den subtila kroppen. Det här kapitlet kommer att prata om att hålla den subtila kroppen frisk. Denna sjukdom kallas ett psykologiskt problem i dagens språk. Detta problem finns i sinnet. Denna sjukdom är inget annat än bara och bara rädsla. Rädsla uppstår ur okunskap, om vi har kunskap, då kommer vår rädsla också att upphöra. Det här kapitlet handlar endast om kunskap. Denna kunskap om sanningen är inte min. Denna kunskap sägs av Herren själv. I det här kapitlet kommer jag att förklara samma kunskap för dig på ett enkelt språk. Anledningen till rädslan som uppstår i vårt sinne är att vi inte har kunskapen om vår egen natur. Var har vi kommit ifrån, vart ska vi gå efter att ha lämnat dödens kropp? Vad är vårt syfte på denna jord? Finns det en värld bortom detta? Finns det någon som är ännu mer kraftfull? Om alla dessa frågor besvaras, kommer vårt sinne att vara i fred. Det kommer att finnas tillfredsställelse i sinnet och du kommer att kunna utföra ditt arbete på ett lugnt sätt. I det här kapitlet kommer vi också att prata om meditation tillsammans med kunskapen om Gud. Det är nödvändigt att göra båda dessa tillsammans, det är min erfarenhet.

Kära läsare, jag har tagit med några verser från Bhagavad Gita i mitt liv. De verserna har memorerats. Jag sjunger dem varje dag. Djup meditation har också gjorts på dessa verser. Med denna kunskap har jag förvandlats och ditt liv kommer också att förändras. Mitt liv har förändrats, så jag införlivar denna kunskap i den här boken. Med denna kunskap om Gud har jag hittat svaret på alla frågor i livet. Det finns ingen sådan fråga i denna värld som Gud inte har besvarat i Bhagavad Gita. Ända sedan jag skaffat mig denna kunskap har jag inte fastnat någonstans i mitt liv. Ofta fastnar vi på många ställen. Kan inte fatta beslut under vissa omständigheter. Kan inte ens skilja på rätt och fel. Men om du har kunskapen om Gud, så kommer du att ta beslutet i en handvändning. Det finns två saker i denna materiella värld, en verklighet och den andra maya. Fram till idag har vi alla ansett Maya som verkligheten och vi hade ingen kunskap om vad som är verkligheten. Detta är orsaken till vår sorg. Lidande är inget annat än allt elände uppstår ur denna okunnighet. Efter denna kunskap kommer du att kunna veta skillnaden mellan verklighet och maya. Med denna exakta kunskap kommer alla dina sorger att ta slut.

En sak som jag har lagt märke till är att vi inte bara i Indien utan över hela världen behandlar bara den fysiska kroppen. Alla sjukhus, kliniker behandlar bara den fysiska kroppen. Detta är anledningen till att vi inte får full nytta. Å ena sidan får vi behandling och å andra sidan äter vi piller mot depression och sömnlöshet. Att kontrollera sinnet och bota sinnet kommer inte att göras av dessa piller. Sömn kommer inte från piller. Om du får sömn efter att ha tagit ett piller idag, så kommer du efter 4 månader att få sömn efter att ha tagit 2 piller. För nu fungerar inte dosen av ett piller. På så sätt kommer mängden att fortsätta öka, hur många piller kommer du att äta. Därför är det mycket viktigt att ha kunskap om den yttersta sanningen. För efter att ha fått veta den yttersta sanningen behövs ingen medicin längre.

Bhagwat Gita - Några verser

na jāyate mriyate vā kadāchin
nāyaṁ bhūtvā bhavitā vā na bhūyaḥ

organisation nityaḥ śhāśhvato 'yaṁ purāṇo
na hanyate hanyamāne śharīre - 2.20

Själen föds varken eller dör aldrig; och efter att ha funnits en gång, upphör det aldrig att vara. Själen är utan födelse, evig, odödlig och tidlös. Det förstörs inte när kroppen förstörs.

vāsānsi jīrṇāni yathā vihāya

navāni gṛihṇāti naro 'parāṇi

tathā śharīrāṇi vihāya jīrṇānya
nyāni sanyāti navāni dehī - 2.22

När en person kastar av sig utslitna kläder och bär nya, på samma sätt, vid dödstillfället, kastar själen av sig sin utslitna kropp och går in i en ny.

nainaṁ chhindanti śastrāṇi nainaṁ dahati

pāvakaḥ

na chainaṁ kledayantyāpo na śhoṣhayati

mārutaḥ - 2.23

Vapen kan inte krossa själen, inte heller kan eld bränna den. Vatten kan inte blöta den, inte heller kan vinden torka den.

achchhedyo 'yam adāhyo 'yam akledyo 'śhoṣhya eva cha
nItyaḥ sarva-gataḥ sthāṇur achalo 'yaṁ sanātanaḥ -

Själen är okrossbar och obrännbar; den kan varken fuktas eller torkas. Den är evig, på alla ställen, oföränderlig, oföränderlig och primordial.

karmany-evādhikāras the mā phaleshu kadāchana

av karma-phala-hetur bhūr av sango

'stvakarmani - 2,47

Du har rätt att utföra dina föreskrivna uppgifter, men du har inte rätt till frukterna av dina handlingar. Anse dig aldrig vara orsaken till resultatet av dina aktiviteter, och var inte heller kopplad till passivitet.

yoga-sthah kuru karmāni sangam tyaktvā dhanañjaya

siddhy-asiddhyoh samo bhūtvā samatvam yoga uchyate - 2.48

Var orubblig i utförandet av din plikt, O Arjun, och överge bindningen till framgång och misslyckande. Sådan jämnmod kallas Yog.

yah sarvatrānabhisnehas tat tat prāpya shubhāshubham

nābhinandati na dveshti tasya prajñā pratishthitā - 2.57

En som förblir obunden under alla förhållanden och varken gläds över lycka eller nedstämd av vedermöda, han är en vis med perfekt kunskap.

yadā sanharate chāyaṁ kūrmo 'ṅgānīva

sarvaśhaḥ

indriyāṇīndriyārthebhyas tasya prajñā

pratiṣhṭhitā - 2.58

En som kan dra tillbaka sinnena från sina föremål, precis som en sköldpadda drar tillbaka sina lemmar i sitt skal, är etablerad i gudomlig visdom.

dhyāyato viṣhayān puṁsaḥ saṅgas

teṣhūpajāyate

saṅgāt sañjāyate kāmaḥ kāmāt krodho

'bhijāyate 2.62

Medan man betraktar sinnens föremål utvecklar man en anknytning till dem. Anknytning leder till begär, och från begär uppstår ilska.

krodhād bhavati sammohaḥ sammohāt

smṛti-vibhramaḥ

smṛti-bhranśhād buddhi-nāśho buddhi-

nāśhāt praṇaśhyati -2,63

Ilska leder till grumling av omdömet, vilket resulterar i förvirring av minnet. När minnet är förvirrat, förstörs intellektet; och när intellektet förstörs, är man förstörd.

rāga-dveṣha-viyuktais tu viṣhayān
indriyaiśh charan
ātma-vaśhyair-vidheyātmā prasādam
adhigachchhati - 2.64

Men den som kontrollerar sinnet och är fri från fasthållande och motvilja, även när han använder sinnens föremål, uppnår Guds nåd.

indriyāṇāṁ är sinnets egenskap

tadasya harati prajñāṁ vāyur nāvam
ivāmbhasi - 2.67

Precis som en stark vind sveper bort en båt från sin chartrade kurs på vattnet, kan till och med ett av de sinnen som sinnet fokuserar på leda intellektet vilse.

āpūryamāṇam achala-pratiṣhṭhaṁ
samudram āpaḥ praviśhanti yadvat
tadvat kamā yaṁ praviśhanti sarve
sa śhāntim āpnoti na kāma-kāmī - 2.70

Precis som havet förblir ostört av det oupphörliga flödet av vatten från floder som smälter in i det, uppnår likaså vismannen som är oberörd trots flödet av önskvärda föremål runt omkring honom fred, och inte personen som strävar efter att tillfredsställa begär.

vihāya kāmān yaḥ sarvān pumānśh

charati niḥspṛhaḥ

nirmamo nirahankāraḥ sa śāntim

adhigachchhati - 2.711

Den personen, som ger upp alla materiella önskningar och lever fritt från en känsla av girighet, äganderätt och egoism, uppnår perfekt frid.

prakṛiteḥ kriyamāṇāni guṇaiḥ karmāṇi

sarvaśhaḥ

ahankāra-vimūḍhātmā kartāham iti

manyate - 3.27

Alla aktiviteter utförs av de tre formerna av materiell natur. Men i okunnighet tänker själen, vilseledd av falsk identifikation med kroppen, sig själv som den som gör.

śhreyān swa-dharmo viguṇaḥ para-

dharmāt sv-anuṣhṭhitāt

swa-dharme nidhanaṁ śhreyaḥ para-

dharmo bhayāvahaḥ 3.35

Det är mycket bättre att utföra sin naturliga föreskrivna plikt, även om den är fylld av fel, än att utföra en annans föreskrivna plikt, fastän perfekt. I själva verket är det bättre att dö i fullgörandet av sin plikt än att följa en annans väg, som är fylld av fara.

kāma eṣha krodha eṣha rajo-guṇa-

samudbhavaḥ

mahāśhano mahā-pāpmā viddhyenam iha

vairiṇam

Den Högste Herren sa: Det är enbart lust, som föds av kontakt med passionens sätt, och som senare förvandlas till ilska. Vet detta som den syndiga, alltförtärande fienden i världen.

indriyāṇi mano buddhir asyādhiṣhṭhānam

uchyate

etair vimohayatyeṣha jñānam āvṛtya

dehinam 3.40

Sinnena, sinnet och intellektet sägs vara grogrund för begär. Genom dem grumlar det ens kunskap och lurar den förkroppsligade själen.

imaṁ vivasvate yogaṁ proktavān aham
avyayam
vivasvān manave prāha manur
ikṣhvākave 'bravīt

4.01

Den Högste Herren Shree Krishna sa: Jag lärde ut denna eviga vetenskap om Yog till solguden, Vivasvan, som gav den vidare till Manu; och Manu instruerade i sin tur det till Ikshvaku.

vīta-rāga-bhaya-krodhā man-mayā mām
upāśhritāḥ
bahavo jñāna-tapasā pūtā mad-bhāvam
āgatāḥ - 4.10

Eftersom de var fria från fasthållande, rädsla och ilska, blev helt uppslukad av Mig och tog sin tillflykt till Mig, blev många personer i det förflutna renade av kunskap om Mig och uppnådde på så sätt Min gudomliga kärlek.

tyaktvā karma-phalāsaṅgaṁ nitya-tṛipto
nirāśhrayaḥ

*karmaṇyabhipravṛitto 'pi naiva
kiñchit karoti saḥ - 4.20*

Sådana människor, som har gett upp fäste vid frukterna av sina handlingar, är alltid nöjda och inte beroende av yttre saker. Trots att de engagerar sig i aktiviteter gör de ingenting alls.

*nirāśhīr yata-chittātmā tyakta-sarva-
parigrahaḥ śhārīraṁ kevalaṁ karma*

kurvan nāpnoti kilbiṣham - 4.21

Fria från förväntningar och känslan av ägande, med sinnet och intellektet fullt kontrollerat, ådrar de sig ingen synd trots att de utför handlingar av sin kropp.

yadṛichchhā-lābha-santuṣhṭo dvandvātīto

vimatsaraḥ

*samaḥ siddhāvasiddhau cha kṛitvāpi na
nibadhyate - 4.22*

Nöjda med vilken vinst som helst som kommer av sig själv, och fria från avund, är de bortom livets dualiteter. Eftersom de är jämställda i framgång och misslyckande är de inte bundna av sina handlingar, inte ens när de utför alla typer av aktiviteter.

apāne juhvati prāṇaṁ prāṇe 'pānaṁ

tathāpare

prāṇāpāna-gatī ruddhvā prāṇāyāma-

parāyaṇāḥ

niyatāhārāḥ prāṇān prāṇeshu juhvati

dyker upp

sarve 'pyete yajña-vido yajña-kṣhapita-

kalmaṣhāḥ

Åter andra erbjuder som offer det utgående andetag i det inkommande andetag, medan vissa erbjuder det inkommande andetag in i det utgående andetag. Vissa utövar mödosamt prāṇāyām och håller tillbaka de inkommande och utgående andetag, rent absorberade i regleringen av livsenergin. Ännu andra begränsar sitt matintag och erbjuder andan i livsenergin som ett offer. Alla dessa offerkunniga blir rena från sina föroreningar som ett resultat av sådana prestationer.

yaj jñātvā na punar moham evaṁ yāsyasi

pāṇḍava -

he bhūtānyaśheṣheṇa

drakṣhyasyātmanyatho mayi - 4.35

Genom att följa denna väg och ha uppnått upplysning från en Guru, O Arjun, kommer du inte längre att falla i villfarelse. I ljuset av den kunskapen kommer du att se att alla levande varelser bara är delar av den Supreme och finns inom Mig.

api ched asi pāpebhyaḥ sarvebhyaḥ pāpa-

kṛt-tamaḥ

sarvaṁ jñāna-plavenaiva vṛjinaṁ

santariṣhyasi - 4.36

Även de som anses vara den mest omoraliska av alla syndare kan ta sig över denna ocean av materiell existens genom att sätta sig i båten av gudomlig kunskap.

śhraddhāvānllabhate jñānaṁ av paraḥ

sanyatendriyaḥ

jñānaṁ labdhvā parāṁ śhāntim

achireṇādhigachchhati -4.39

De vars tro är djup och som har övat på att kontrollera sina sinnen och sinnen uppnår gudomlig kunskap. Genom sådan transcendental kunskap uppnår de snabbt evig högsta frid.

jitātmanaḥ praśhāntasya paramātmā

samāhitaḥ

śhītoṣhṇa-sukha-duḥkheṣhu tathā

mānāpamānayoḥ - 6.7

Yogis som har erövrat sinnet höjer sig över dualiteterna av kyla och värme, glädje och sorg, och ära och vanära. Sådana yogis förblir fridfulla och orubbliga i sin hängivenhet till Gud.

ananya-chetāḥ satataṁ yo māṁ smarati

nityaśhaḥ

tasyāhaṁ sulabhaḥ pārtha nitya-yuktasya

yoginaḥ - 8.14

O Parth, för de yogis som alltid tänker på Mig med exklusiv hängivenhet, är Jag lätt att nå på grund av deras ständiga uppslukning i Mig.

mayā tatam idaṁ sarvaṁ jagad avyakta-
mūrtinā

mat-sthāni sarva-bhūtāni na chāhaṁ

teṣhvavasthitaḥ - 9.4

Hela denna kosmiska manifestation genomsyras av Mig i Min omanifesterade form. Alla levande varelser bor i Mig, men Jag bor inte i dem.

*na cha mat-sthāni bhūtāni paśhya me
yogam aiśhwaram*

bhūta-bhṛin na cha bhūta-stho mamātmā

bhūta-bhāvanaḥ - 9.5

Och ändå, de levande varelserna förblir inte i Mig. Se mysteriet med Min gudomliga energi! Även om jag är skaparen och uppehållaren av alla levande varelser, påverkas jag inte av dem eller av den materiella naturen.

*patraṁ puṣhpaṁ phalaṁ toyaṁ yo me
bhaktyā prayachchhati*

*tadahaṁ bhaktyupahṛitam aśhnāmi
prayatātmanaḥ - 9.26*

Om man erbjuder Mig med hängivenhet ett löv, en blomma, en frukt eller till och med vatten, tar jag förtjusande del av det föremål som min hängivne erbjuder med kärlek i rent medvetande.

*man-manā bhava mad-bhakto mad-yājī
māṁ namaskuru*

*mām evaiṣhyasi yuktvaivam ātmānaṁ
mat-parāyaṇaḥ - 9.34*

Tänk alltid på Mig, var hängiven till Mig, dyrka Mig och bjud Mig hyllning. Efter att ha dedikerat ditt sinne och din kropp till Mig, kommer du säkerligen att komma till Mig.

aham ātmā guḍākeśha sarva-bhūtāśhaya-

sthitaḥ

aham ādiśh cha madhyaṁ cha bhūtānām

anta eva cha - 10.20

O Arjun, jag sitter i hjärtat av alla levande varelser. Jag är början, mitten och slutet av alla varelser.

daṇḍo damayatām asmi nītir asmi

jigīṣhatām

maunaṁ chaivāsmi guhyānāṁ jñānaṁ

jñānavatām aham

Jag är bara straff bland medel för att förhindra laglöshet och korrekt uppförande bland dem som söker seger. Bland hemligheter är jag tystnad, och i de visa är jag deras visdom.

Yach chāpi sarva-bhūtānāṁ bījaṁ tad

aham, O Arjuna

na tad asti vinā yat syān mayā bhūtaṁ

charācharam

Jag är det genererande fröet till alla levande varelser, O Arjun. Ingen varelse som rör sig eller inte rör sig kan existera utan Mig.

yad yad vibhūtimat sattvaṁ śhrīmad
ūrjitam eva vā
tat tad evāvagachchha tvaṁ mama tejo
'nśha-sambhavam

Vad du än ser som vackert, härligt eller kraftfullt, vet att det kommer från endast en gnista av Min prakt.

atha vā bahunaitena kiṁ jñātena
tavārjuna
viṣhṭabhyāham idaṁ kṛitsnam ekānśhena
sthito jagat

Vilket behov finns det av all denna detaljerade kunskap, O Arjun? Vet helt enkelt att jag genom en bråkdel av Mitt väsen genomsyrar och stödjer hela denna skapelse.

śrī-bhagavān uvācha
`kalo 'smi loka-kṣhaya-kṛit pravṛiddho`
lokān samāhartum iha pravṛittaḥ
ṛite 'pi tvāṁ na bhaviṣhyanti sarve
ye 'vasthitāḥ pratyanīkeṣhu yodhāḥ - 11.32

Den Högste Herren sa: Jag är mäktig Tid, källan till förstörelse som kommer fram för att förinta världarna. Även utan ditt deltagande kommer krigarna som är uppställda i den motsatta armén att upphöra att existera.

ye tv akṣharam anirdeśhyam avyaktaṁ
paryupāsate
sarvatra-gam achintyañcha kūṭa-stham
achalandhruvam
sanniyamyendriya-grāmaṁ sarvatra
sama-buddhayaḥ
te prāpnuvanti mām eva sarva-bhūta-hite
ratāḥ

Men de som dyrkar den formlösa aspekten av den absoluta sanningen – den oförgängliga, den odefinierbara, den omenbarade, den alltigenomträngande, det otänkbara, det oföränderliga, det eviga och det orörliga – genom att hålla tillbaka sina sinnen och vara likasinnade överallt, sådana personer, engagerade i alla varelsers välfärd, uppnår också Mig.

ye tu sarvāṇi karmāṇi mayi sannyasya
mat-paraḥ

ananyenaiva yogena mām dhyāyanta
upāsate
teṣhām aham samuddhartā mṛityu-

samsāra-sāgarāt
bhavami na chirāt pārtha mayy āveśhita-
chetasām

Men de som ägnar alla sina handlingar åt Mig, betraktar Mig som det Högsta målet, dyrkar Mig och mediterar på Mig med exklusiv hängivenhet, O Parth, Jag befriar dem snabbt från havet av födelse och död, för deras medvetande är förenat med Mig.

mahā-bhūtāny ahankāro buddhir
avyaktam eva cha
indriyāṇi daśhaikam cha pañcha
chendriya-gocharāḥ

Verksamhetsfältet är sammansatt av de fem stora elementen, egot, intellektet, den omanifesterade urmaterien, de elva sinnena (fem kunskapssinnen, fem fungerande sinnen och sinnen) och de fem sinnena.

ichchhā dveṣhaḥ sukham duḥkham
saṅghātaśh chetanā dhṛitiḥ

etat kṣhetraṁ samāsena sa-vikāram

udāhṛtam

Begär och motvilja, lycka och elände, kroppen, medvetandet och viljan – allt detta omfattar fältet och dess modifikationer.

amānitvam adambhitvam ahinsā kṣhāntir
āryavam
āchāryopāsanaṁ śhauchaṁ sthairyam
ātma-vinigrahaḥ
indriyārtheṣhu vairāgyam anahankāra
eva cha
janma-mṛtyu-jarā-vyādhi-duḥkha-
doṣhānudarśhanam
asaktir anabhiṣhvaṅgaḥ putra-dāra-
gṛhādiṣhu
nityaṁ cha sama-chittatvam
iṣhṭāniṣhṭopapattiṣhu
mayi chānanya-yogena bhaktir
avyabhichāriṇī
vivikta-deśha-sevitvam aratir jana-
sansadi

adhyātma-jñāna-nityatvaṁ tattva-
jñānārtha-darśanam
etaj jñānam iti proktam ajñānaṁ yad ato
'nyathā

Ödmjukhet; frihet från hyckleri; ickevåld; förlåtelse; enkelhet; guruns tjänst; renhet av kropp och själ; ståndaktighet; och självkontroll; dispassion mot sinnens föremål; frånvaro av egoism; med tanke på det onda med födelse, sjukdom, ålderdom och död; icke-infästning; frånvaro av att hålla fast vid make/maka, barn, hem, och så vidare; jämnhet bland önskade och oönskade händelser i livet; konstant och exklusiv hängivenhet till Mig; en benägenhet för ensamma platser och en motvilja mot det vardagliga samhället; konstanthet i andlig kunskap; och filosofisk strävan efter den absoluta sanningen – allt detta förklarar jag vara kunskap, och det som står i strid med den kallar jag okunnighet.

sarva-dvāreṣhu dehe 'smin prakāśha
upajāyate
jñānaṁ yadā tadā vidyād vivṛddhaṁ
sattvam ity uta
lobhaḥ pravṛttir ārambhaḥ karmaṇām
aśhamaḥ spṛhā
rajasy etāni jāyante vivṛddhe
bharatarṣhabha

aprakāśho 'pravṛittiśh cha pramādo moha
eva cha
tamasy etāni jāyante vivṛiddhe kuru-
nandana

När alla kroppens portar är upplysta av kunskap, vet att det är en manifestation av godhetens sätt. När passionen dominerar, O Arjun, utvecklas symtomen på girighet, ansträngning för världslig vinning, rastlöshet och begär. O Arjun, okunnighet, tröghet, försumlighet och villfarelse – dessa är de dominerande tecknen på okunnighetssättet.

sattvāt sañjāyate jñānaṁ rajaso lobha eva
cha
pramāda-mohau tamaso bhavato 'jñānam
eva cha

Ur godhetens sätt uppstår kunskap, från passionens sätt uppstår girighet, och från okunnighetens sätt uppstår försumlighet och villfarelse.

Kärnan i Bhagavad Gita som jag förstod och assimilerade.

Vi är inte kroppen. Vi är själar. Kroppen är som en duk. Så som vi fortsätter att byta kläder, på samma sätt som vi, själen, fortsätter att förändra kroppen. Precis som vi inte är fästa vid kläder, på samma sätt ska vi inte vara fästa vid kroppen. Denna anknytning är orsaken till sorger. Det finns ingen själsdöd, så vad ska vi vara rädda för? Vi kommer fortfarande att vara där imorgon. Var där även före denna skapelse, kommer att finnas där även efter slutet av denna värld. Så ta bort rädslan från ditt sinne. Själen är en del av Gud. Detta är vad Herren själv säger i kapitel 10.

rätt sätt att agera

Vi har rätt att utföra arbetet, men frukten av handlingen ligger inte i våra händer, den ligger i Guds händer. Det är därför vi bör fortsätta arbeta, aldrig tro att vi kommer att lyckas eller misslyckas. Vi kommer att vinna eller förlora. Kommer vi att dö eller leva? Karma bör göras enligt plikterna. Karma bör aldrig göras för att uppfylla ens önskningar. Den som arbetar för att uppfylla sina önskningar är alltid olycklig. För begäret är en börda. Nya önskningar föds alltid inom oss. Efter uppfyllelsen av en önskan föds en annan önskan. Så hur många önskningar kommer du att uppfylla? Det finns inget slut på begären. Därför bör livet levas med plikt och inte för att uppfylla ens önskningar.

Under alla omständigheter har vi en självrättfärdighet. Och swadharma för oss alla är olika under olika omständigheter. Det är därför vi inte ska göra något arbete som någon sett. Arbete ska utföras enligt den egna religionen. Under vissa omständigheter kan det vara Swadharma för mig att ta någons liv. Och att ge liv för någon under alla omständigheter kan också vara Swadharma för mig. Du måste bestämma dig för vad som är din Swadharma under vissa omständigheter.

Gör karma genom att stiga över vinst och förlust.

Genom att begrunda ett ämne gång på gång blir vi fästa vid det ämnet. Här kan subjektet vara en person såväl som ett objekt. Genom att meditera över något om och om igen kommer en önskan att uppstå att uppnå det ämnet. Om den saken inte tas emot kommer ilska att uppstå. Och vårt minne blir förvirrat med ilska. Och vars minne är förvirrat, blir den personens intellekt förstört, eftersom intellektet bara vilar på minnena. Om jag raderar alla minnen från ditt sinne kommer du att se galen ut.

Två saker händer genom att begrunda ämnena, antingen kommer ämnet att uppnås eller så kommer det inte att uppnås. Beskrivningen av vad som kommer att hända om den inte tas emot har ges ovan. Om jag nu får det kommer jag att beskriva vad som kommer att hända. Om föremålet uppnås, finns det en rädsla för att förlora det. Problemen kommer inte att ta slut. Det finns problem med att ta emot och inte att ta emot. Vi fortsätter alltid att tänka att om vi får en sådan fruktbar sak, så kommer lyckan. Men även efter uppnåendet är lyckan tillfällig. Egentligen finns inte lycka i ämnena, vi letar efter fel värld, lyckan finns inom dig. Om du inte tror, gör då meditation och se, mjölkens mjölk kommer att bli vatten av vatten. Jag har själv upplevt det, du borde också prova det. Därför kommer kontemplation av ämnen alltid att leda till sorger.

Ilska uppstår från begär, så behåll inte begär. säger jag igen och igen. Lev livet inte för att uppfylla önskningar utan för att uppfylla plikter. Begär är vår fiende, det är vår fiende. Ju tidigare du dödar den här fienden, desto bättre.

Du kan vara perfekt inifrån, nu och i just detta ögonblick. Men det kan aldrig bli perfekt utifrån. Så var alltid nöjd. För i livet kan man inte vara nöjd ens genom att åstadkomma allt utifrån. Så lär dig att vara nöjd idag och nu.

Hela denna värld är en position i Gud. Gud har tagit över världen. Du måste ha funnit det här konstigt, att hur kan Gud hålla en så enorm skapelse. Jag skulle vilja ge ett exempel, denna kropp är besatt av oss, dvs en subtil själ. Det som inte ens syns är så subtilt. Så länge det finns en själ i kroppen fortsätter en så stor kropp att röra sig, men så fort den subtila själen lämnar kroppen, på samma sätt faller kroppen ner

med en smäll. På samma sätt som en subtil själ
håller en så stor kropp, upprätthåller på samma sätt
Herren hela skapelsen.

Var trogen och tro på Gud. Hälsa dem alltid. Kom
alltid ihåg dem. Var alltid tacksam mot honom.
Tacka Gud för allt. Lägg ditt sinne i dem.

Sista några ord

Kära läsare,

Jag arbetar inom detta område sedan de senaste två åren. Under de senaste två åren, genom att följa instruktionerna från mig, har tusentals människor botat sina många sjukdomar genom att ansluta sig till naturen och anamma naturen. Därför är denna erfarenhet inte bara min, utan erfarenheten från tusentals andra människor har också lagts till den. Jag skulle aldrig ha kunnat skriva den här boken i mitt liv och om jag har kunnat skriva den så har jag kunnat skriva den på grund av dessa tusentals människor, eftersom dessa människor är mitt självförtroendes förråd. Jag var en person som pratade mindre med människor. Hade kontakt med få personer. Det var omöjligt för mig att tala på en plattform någonstans. Men idag är jag en annan person. Allt detta av själva kunskapen, när kunskap flödar inom en person, blir han en helt annan makt.

I slutändan skulle jag säga till er alla att ni också bör ansluta till naturen och anta naturlig mat om ni vill förbli fri från sjukdomar hela livet. Vem kan berätta om din hälsa bättre än du? Vi förstår det högsta värdet av hälsa när vi är sjuka. Varför förstår vi inte tidigare, först har vi fått detta helt fritt från Gud. Och vi har sagt att vi uppskattar de saker som vi får gratis. Så när du får den igen kommer du också att känna till dess värde. Och när värdet är känt, kommer bara ren naturlig mat och positiva tankar att läggas i den här kroppen. Och då kommer du att bli fullt kunnig om den här kroppen, vad som är fördelaktigt och vad som är skadligt för den här kroppen. Kunskapen jag talar om här är den om mat och tankar som är välgörande för kroppen, och inte om att kroppen ska tränga in i kroppen. Det kan du aldrig göra även om det tar århundraden. Allt skapat av Gud tillhör kunskap och naturen är också skapad av Gud. Det är därför naturen vet mer om vår kropp än oss. Därför är den mat som tillagas av naturen helt rätt för vår kropp, och den mat vi lagar är inte lämplig för vår kropp. Därför, när människor äter fullständig naturlig mat, botas deras sjukdomar, den enda skillnaden är att naturen har fullständig kunskap, och vi har hälften ofullständig.

Jag kunde bara skriva den här boken och bara för att jag har levt ett helvetes liv i två år, så jag vet värdet av denna kunskap. Jag har skrivit den här boken även efter att jag vaknat vid tvåtiden på natten, eftersom jag inte kunde få tid på dagen. Varför gick jag upp på natten och skrev, för jag vet priset på denna värdefulla kunskap. Jag vet det här, hade jag haft den här kunskapen innan jag blev sjuk så hade jag inte levt i helvetet på två år.

Kära läsare,
Om det finns en motsägelse i två av mina saker, så kan det bara finnas två saker, antingen kan jag inte förklara med ord eller så kan du inte förstå. Vi kan inte uttrycka allt med ord. Anta till exempel att du aldrig har ätit papaya, hur kan jag nu förklara för dig papayas sötma. Vi kallar varje sötma söt. Men

sanningen är inte detta. Liknar sötman i gulab jamun sötman hos papaya? Men vi säger att papaya är söt, men Gulab Jamun kallas också söt. Jag försöker bara förklara att allt inte kan uttryckas i ord, vissa saker förstås bara genom att uppleva. Denna fullständiga kunskap är full av sanning, så var fri från tvivel och assimilera denna kunskap.

Tack,

Yogacharya Shri Anmol Yadav

KäraVänner
Om det finns något misstag i översättningen av den här boken, förlåt mig, jag försöker bara förmedla kunskapen om denna sanna och rena erfarenhet till dig på detta språk. Jag vet värdet av denna kunskap. För på grund av brist på denna kunskap har jag lidit i 2 år.

Jag ger alltid mina kontaktuppgifter eftersom jag är socialarbetare. Om du inte kan nå mig är min socialtjänst förgäves.
Mobil och whatsapp- (Indien) +91-9115112763 , +91-8054499284

Länkar till sociala medier
Youtube - Yogacharya Shri Anmol Yadav
Facebook - Yogacharya Shri Anmol Yadav

Amazon Alla böcker -
www.amazon.com/author/anmolyadav

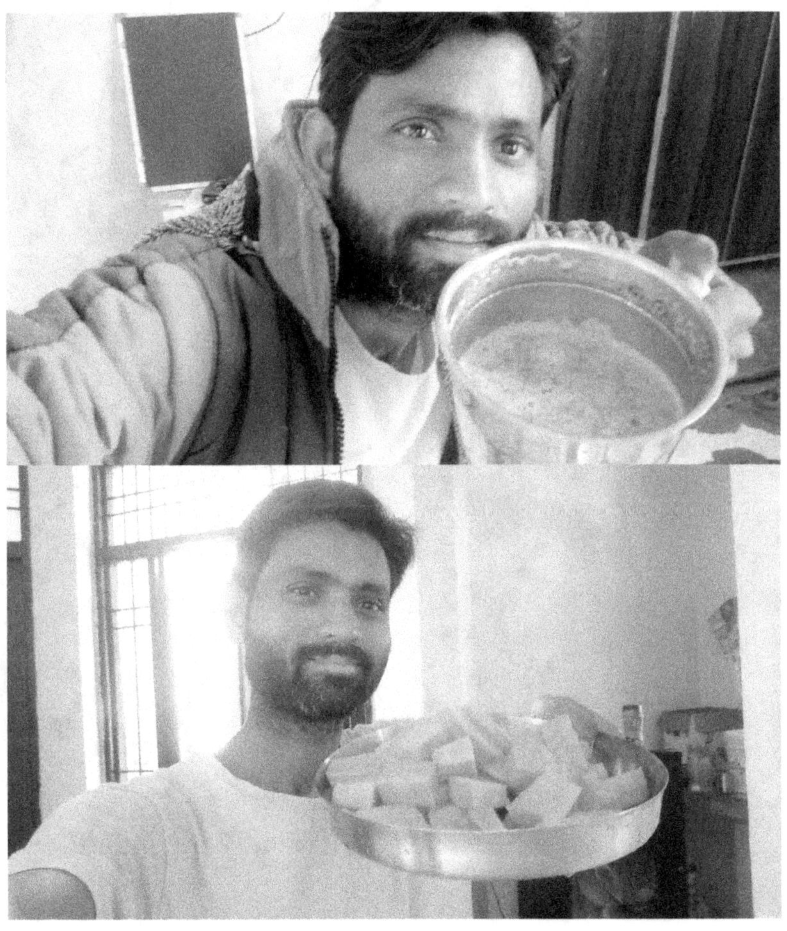

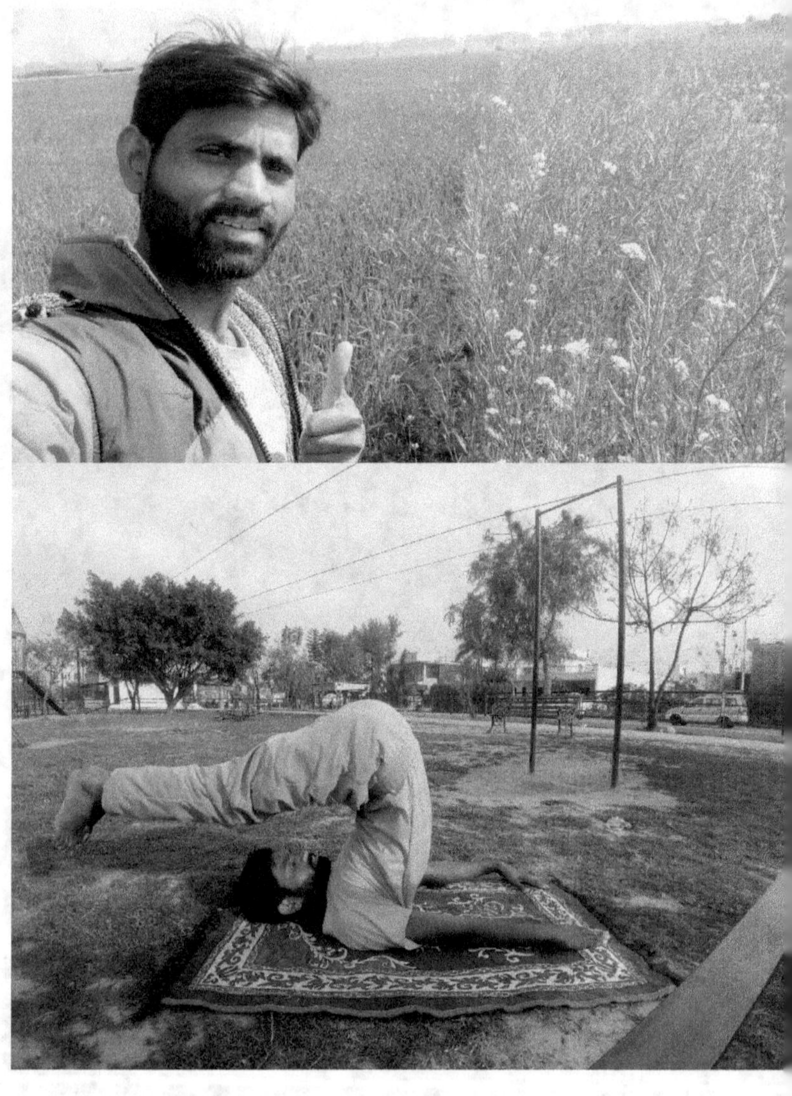

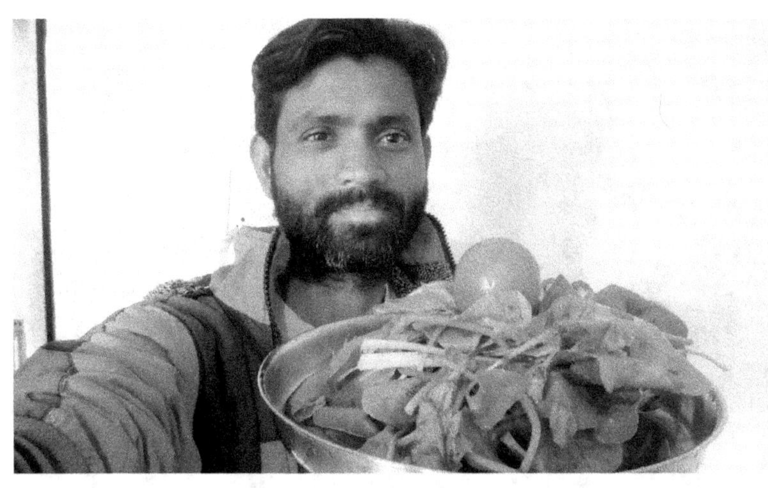

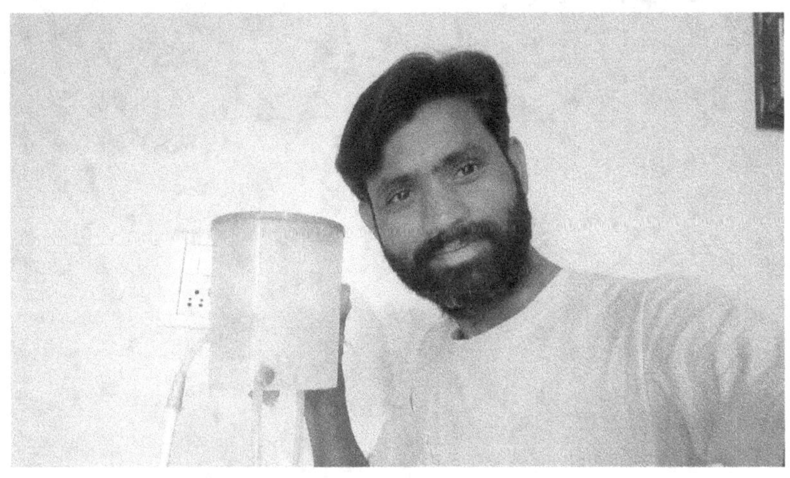

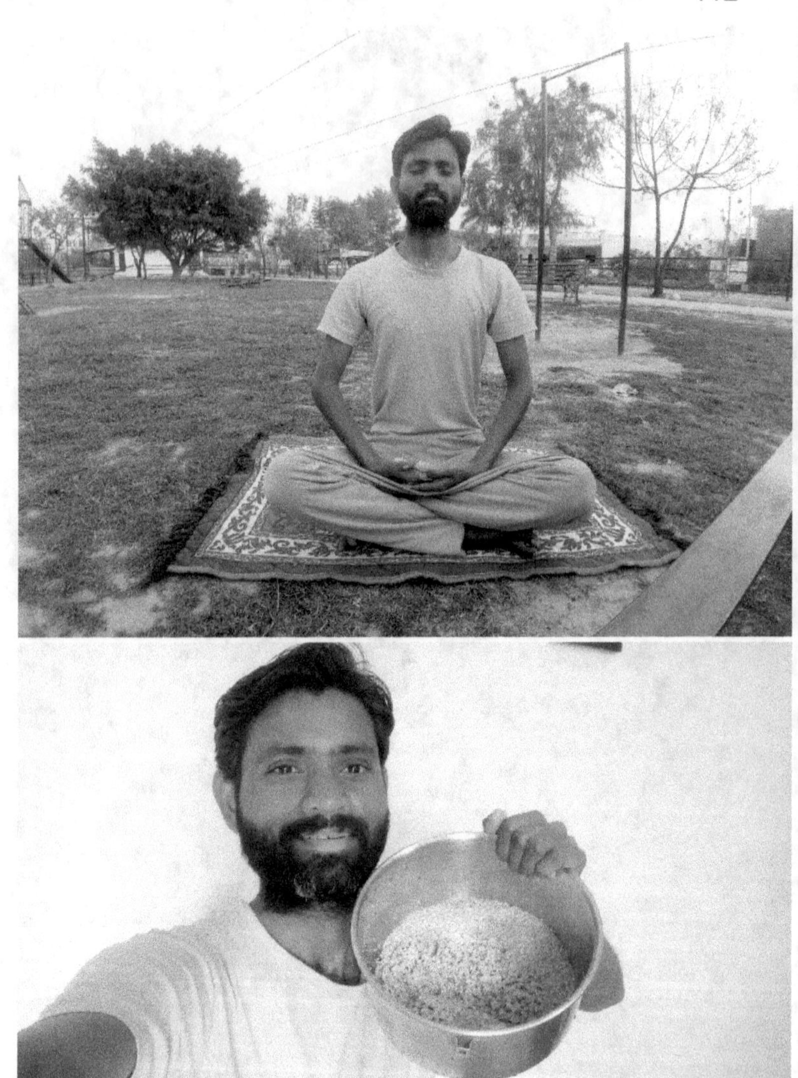

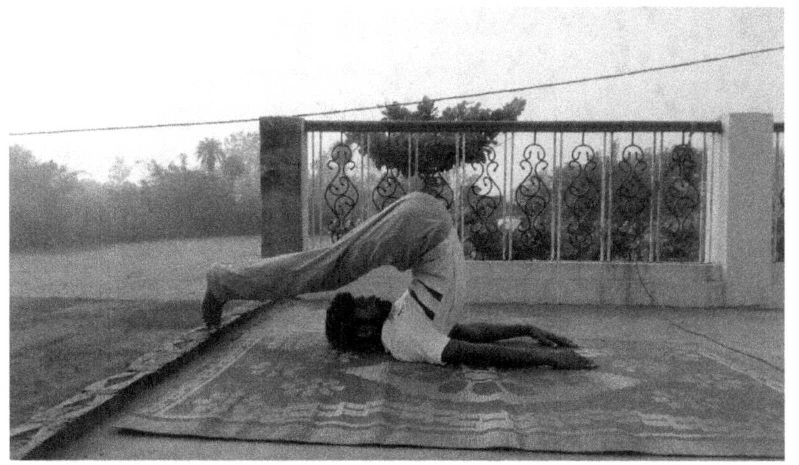